U0298951

图解急救
知识百科

[法] 弗雷德里克·阿德内（Frédéric Adnet）
[法] 桑德里娜·特鲁夫洛（Sandrine Trouvelot） 著

沈一蕊 译

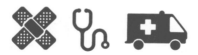

华中科技大学出版社
http://www.hustp.com
中国·武汉

有书至美
BOOK & BEAUTY

目录

前言

我们可以说这个50多岁的男人是幸运的。那天，折磨他多年的坐骨神经痛又发作了，他的整条大腿直至臀部都疼痛难忍，这也导致了他行走困难。为了缓解疼痛，他吃了几粒阿司匹林止痛。但这次，疼痛并没有好转，更糟糕的是，他开始感觉不到一侧的大脚趾了。他本可以静静忍耐，就像他往常发作时做的那样，但他突然想起他最好的朋友恰好是一位有名的医生，于是给他打去了电话。令他吃惊的是，他的医生朋友兼高中同窗好友命令他说："您现在立刻去看急诊！"虽然仍有怀疑和困惑，但他还是照做了。幸运的是，他一到医院，医生便和他说情况危急需要立即动手术。在同一天，他接受了手术。后来这个男人承认说，"如果我再迟一点儿去看医生，我可能一辈子都要跛着脚走路了。"

毫无疑问，有关健康的问题，有时会有需要紧急救治不能拖延的情况。并且出乎人们的意料，这种情况并不少见。突然身体麻痹、胸痛、腹痛、喘息加剧、身体消瘦、视野出现黑点……这些症状看似不太严重，但背后也可能暗藏危险，甚至危急到需要紧急医疗干预。可惜的是，我们也许不像上文中的男人那么幸运，有一个可以打电话咨询的朋友，以及在第一时间获得救助。同时，靠我们自己也难以评估当时病情的严重程度。所以在日常生活中，当我们感到不适，我们每次都会问：我的症状严重吗？我可以等几天再去看病吗？还是说我需要立即去看急诊甚至是叫救护车？

面对不确定的情况，那些多思多虑的人自然会急忙赶往医院就诊，这样的人绝非少数。但是由于缺乏对当时病情

由于疏忽大意或是害怕，
每年有数万人在身体出现问题时选择不去就医，
想着应该不严重吧，
然而其所罹患的却有可能是个必须要去就诊的疾病。

的正确认识，仍有相当一部分人对急诊避之不及。并且越来越多人选择这么做，这与国内医生的日渐稀缺密不可分。这种情况在世界其他各国也有所发生，以法国为例，根据法国医师理事会的统计数据，2007—2016年，法国全科医生的数量总体减少了8.4%，且在20个省份内下降率超过15%，在巴黎和涅夫勒省，下降率险超25%。结果，几乎在整个法国，全科医生的数量都降至谷底。其中有15个省，每10万居民仅有100个全科医生，远不及平均130.6个的水平。而全科医生最稀缺的则是塞纳-马恩省和尚邦市，少于94个。而更糟糕的是，2016年超过1/4（27.3%）的全科医生已经超过60岁！

　　这也就导致了急诊接诊人数日渐增多的局面。根据法国卫生部统计，2014年，法国720个科室接诊近2,000万患者，该人数是1996年时的2倍多，且几乎3倍于1990年时的人数。不用感到意外，尽管医院优化了组织管理，仍有一些科室就诊人数过多，导致人们候诊时间过长。很明显，这其中不少人其实并不是紧急情况，很难说这部分人占了多少。2012年，法国审计院估计，就诊人数中的1/5并没有引起任何医疗程序，并且总结道，每年这些非紧急情况就诊的360万人应重新分配到其他城市医疗系统中。审计院还估算了这部分的经济支出将达50亿欧元！在当前医院预算压力的背景下，这是不容忽视的问题……

　　与就诊人数过多的情况相反，由于忽视或是害怕，一部分人在感到身体不适时想着这应该不太严重而不去医院，然而这其中却存在真正需要紧急救治的人。

这本书旨在通过向大家解释
何时需要开始担心自己的情况，
以普及主要的需要急救的情况。

并且，必须要提及的是，许多人会说在看急诊排队的过程中会浪费很多时间，但一时的忽视和偷懒却可能导致严重的后果：原本看似不太严重的症状迅速恶化——被忽视的胸痛可能是心肌梗死表现——甚至导致死亡，例如某些静脉炎疾病。据统计，每年有近5万人猝死，但如果这些人能够及时得到救治的话，大部分死亡是可以避免的。

再者，我们需要知道何为严重的症状吗？当然，我们总能在网上查询到。但是该上哪些网站呢？并且我们该如何判断它的可信度呢？说实话，有几个网站还是做得不错的，但是其中没有一个是专门针对日常生活中人们可能出现的病痛而设立的。所以这部分信息分散各处，不够详尽，有时还可能是错误的。尤为缺乏的是，我们几乎不能从这些网站上

了解到症状严重程度的分级。因此，从这些信息中，人们常常无法得知症状的紧急程度，进而采取正确充分的应对措施。理解一个症状背后所隐藏的疾患往往就是如此不易。虽然有众多医学健康领域的书籍，但它们却没有发挥作用，因为没有一本是从大众的角度来解释医疗急救相关知识。

正是为了填补这一块医学类书籍的不足，我们写了这本书，希望它能够成为医疗急救大众百科。为了使本书内容更通俗易懂，我们查阅文献，从中找出日常生活中除了创伤以外困扰人们最多的疾病，并将它们排列，每个疾病都对应一个关键词。随后针对每一个疾病，根据其临床症状系统性地评估严重程度，并将其分为3个等级：不太严重（看家庭医生足矣）、严重（需要立即去医院看急

诊）以及十分严重（立即拨打120）。并且针对每个症状，我们都会给出可能的相关疾病。

这本书兼顾实用性与可读性，首要是为了帮助读者发现日常生活中可能出现的紧急医疗情况。从不太严重到十分严重，我们会告诉大家，何时需要担心或是是否需要去看急诊甚至拨打120。有了这本书，我们每个人都可以熟知疾病的轻重缓急以及就医的时机等。但是我们要知道，医学不像其他科学那样百分百精确，有时候一些疾病表现出来的症状可以是十分不典型的（详见P10的使用说明）。

本书的另一大目的，是让人们更好地了解隐藏在各个症状背后的疾病。心梗、脑血管意外、肺栓塞、肾绞痛、胃溃疡、胰腺炎……我相信大多数人都对这些疾病有所耳闻，但又有多少人知道它们究

竟是什么病，具体的临床表现又是什么？以及发病时是否需要紧急干预？我相信除了医生之外，很少有人能够知道。所以，我们写这本书，正是为了改变这种情况，将晦涩难懂的医学术语变得更有可读性，更易于被大众理解。

在这个人们越发关注自己的饮食、健康的时代，面对老生常谈的那些病痛，许多人都将目光投向替代医学。但在我们看来，将日常生活中易于出现的疾病做个分类是十分必要的，尤其是那些可能使我们丧命的紧急情况。我们并不是想危言耸听，恰恰相反，我们是想让大家安心。最后，我们知道当今医学可以医治许多疾病，但前提条件是：及时发现，尽早就医！

使用说明

我喉咙痛

最常导致喉咙痛的疾病便是咽峡炎，一种十分常见的感染性疾病，且往往是良性的。大多数情况下该病是由病毒感染引起，但也有被细菌感染的可能，此时则需要使用抗生素。面对此症状仍需保持警惕，因为喉咙痛背后可能隐藏着严重的疾病。

等级

此书作者无须为阅读此书而导致的医疗错误负责。事实上，医学不是一门精确的学科。此书中介绍的疾病和症状都是医学急救中最典型、最常见的情况。虽说不典型的情况较少见，但仍有存在的可能，所以有一丝怀疑都应就诊。另外值得一提的是，一些指定治疗若为非处方药（它的标明剂量适用于体重为60kg的成人），需要注意用药禁忌症。

如何使用本书？

这本书详细介绍了各种需要急救的医疗情况（除了创伤）。为了使读者对症状严重程度及疾病病理一目了然，我们使用了以下3种分类标准：

✖ 不太严重的症状

这个分类是对应那些不太严重的症状和疾病，仅需咨询家庭医生或主治医师。大多数情况下为良性疾病，但要排查严重的疾病还是需要依靠医学检查。

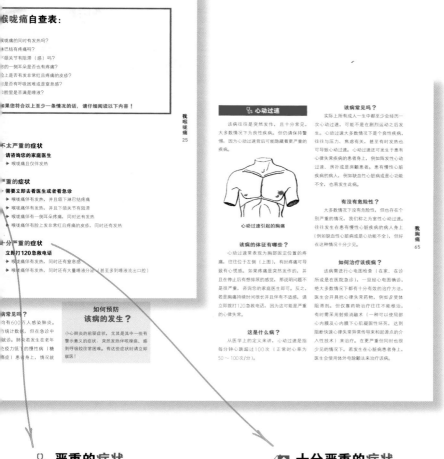

⚕ 严重的症状

该分类下对应的症状和疾病是需要短时间内进行确诊的急症，且理想时间为发病后的2～3小时内。给您的主治医生打电话，如果不行，可以打给急救组织的医生（例如SOS医生）、某个仍营业的医疗机构或是直接去医院看急诊。

🚑 十分严重的症状

此处对应的症状和疾病需要引起高度重视，因为这是十分严重甚至在短时间内可能危及生命的情况！遇到此类情况，应立即叫救护车。如果医院确认了是紧急情况，会派出一辆载有急诊医生、护士的救护车。

我有令我担心的不寻常症状

疼痛

出血

我感到不舒服

我误吞了……东西

I

疼痛

我**下背部**痛

我**牙**痛

我**喉咙**痛

我**上肢/下肢**痛

我**眼睛**痛

我**耳朵**痛

我**生殖器/肛门**痛

我**胸**痛

我**头**痛

我**腹**痛

我下背部痛

　　毋庸置疑，这是困扰人们的头号健康问题。根据流行病学调查，近3/4的人表示曾有过背部疼痛的经历，这也是促使人们就医的主要原因之一。

　　换句话说，位于身体这个部位的疼痛，专家称之为"急性腰痛"，一般不需要紧急处理。但是需要注意的是，如果您感到您的一个或数个脚趾失去了知觉，或是臀部有发麻、麻痹的感觉，便需要紧急就医。

■ 下背部痛自查表：

- ❑ 您是否感到盆部、脚或脚趾有发麻、麻痹的感觉？
- ❑ 您是否感到臀部有异常感觉？
- ❑ 您是否同时伴有发烧的症状？
- ❑ 您是否有便秘的症状？
- ❑ 您是否有排不出尿或是憋不住尿的感觉？
- ❑ 您在咳嗽、打喷嚏或是排便时腰部的疼痛是否会加剧？

➤ **如果您符合以上至少一条情况的话，请仔细阅读以下内容！**

■ 主要症状

✖ 不太严重的症状

▶ 请咨询您的家庭医生

- ➤ 突发且持续的腰背部疼痛，但疼痛仍可以忍受
- ➤ 腰痛不会影响日常活动和走路
- ➤ 腰痛但不伴有麻木感和发烧

⚕ 严重的症状

▶ 需要立即去看医生或者看急诊

- ➤ 剧烈的腰痛且疼痛无法忍受
- ➤ 疼痛放射至臀部和足部，并且伴有放电感；当您咳嗽、打喷嚏或是排便时疼痛会加剧
- ➤ 腰痛的同时伴有发烧

十分严重的症状

▶ 立即打120急救电话

- ➤ 出现感觉障碍，甚至是盆部、足部、一个或数个脚趾有麻木麻痹的感觉
- ➤ 有便秘的症状
- ➤ 有排不出尿或是憋不住尿的情况

以腰痛为表现的主要疾病

严重的疾病

▶ 紧急医疗建议

急性腰痛

日常生活中，我们一般会称之为"急性腰痛"，发病年龄多在30岁以后。腰痛发作时疼痛往往十分剧烈，但是一般不太严重。然而这之中也会有需要紧急就医的情况。

该病的体征有哪些？

发病时，下背部剧烈疼痛。疼痛往往在用力后出现，例如当我们略微提起重物时（右图）。疼痛常导致我们活动受限，甚至做轻微的动作也会引发疼痛。一般来说腰痛不会伴有发烧的症状，但如果腰痛和发烧同时发生，那就提示可能是急性肾盂肾炎（详见P169），还有一种非常罕见的情况，可能是脊柱感染所致。

这是什么病？

急性下背痛，也就是我们常说的"急性腰痛"，是一种间歇性发作的脊柱疾病，一般病程约为数日，这也是我们称之为急性的原因。导致腰痛的原因，往往是椎间盘的磨损，或是椎体旁的肌肉、肌腱或韧带受损变薄弱。部分患者有时还会伴有腰椎间盘突出。

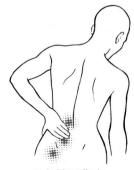

急性下背痛

该病常见吗？

此疾病多发于30～40岁的人群，是严重影响公众健康的疾病。腰痛导致20%的人无法工作，并且有一半腰痛患者需要通过运动疗法复健，腰痛已经成为45岁以前妨碍工作的首位原因。根据统计，腰痛困扰着超2/3的成年人。

有没有危险性？

　　腰痛往往疼痛剧烈甚至导致活动受限，但一般没有特别的危险性。但是当疼痛加剧无法忍受时，需要立即就医。

如何治疗该疾病？

　　遗憾的是对腰痛的治疗没有特效药，但是一般情况下，联合服用镇痛药（扑热息痛或曲马多）及非甾体类消炎药对于缓解疼痛症状十分有效。您的主治医生可能会让您做一些检查（实验室检查、影像学检查）以明确引起腰痛的病因。

在等待医生意见期间 应该做些什么？

在没有服药禁忌症的情况下您可以服用一些非甾体类消炎药例如布洛芬（400mg）以及扑热息痛（1000mg）。当疼痛异常剧烈时，记住同时服用300mg的扑热息痛和20mg可待因，镇痛效果是最佳的。

如何预防 该病的发生？

平时注意自己的坐姿站姿，并且遵守以下几条关键的基本原则：
－ 尽量避免搬运重物，如果实在不可避免，搬运时先弯曲膝盖下蹲，用腿发力，并且保持背部挺直避免弯腰曲背。
－ 在办公室面对电脑时，调整您的坐姿使您的目光平视时处在屏幕的上方（这样背部可以尽可能挺直）。选择椅子时应选椅背直且硬的椅子，如果条件允许，最好是选择"抗腰痛椅"，与此同时，如果有脚蹬可以使双脚固定的话那就更好了。
－ 去旅行时，优先选择带滑轮的旅行箱或者是双肩包。
－ 避免穿高跟鞋。

🩺 急性坐骨神经痛

　　最常见是由于椎间盘突出压迫坐骨神经所致，急性坐骨神经痛发作时疼痛剧烈，但不是非常严重的疾病。话虽如此，我们仍须保持警惕，因为此疾病有时可发展成麻痹性坐骨神经痛，而这种情况是十分严重的（详见P19）。

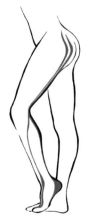

坐骨神经痛时的疼痛分布

该病的体征有哪些？

　　急性坐骨神经痛，往往为下背部突发剧烈疼痛，疼痛可向臀部、大腿甚至脚趾放射。（上图）

疼痛的感觉像是放电一般，当咳嗽、打喷嚏或是排便时疼痛会加重，而当平躺时疼痛往往可以得到缓解。注意！如果您开始感到了脚趾发麻，这说明情况变得严重了！

这到底是什么病？

该疾病是由于坐骨神经在椎体处受到压迫所导致（坐骨神经起始于腰骶部的脊髓，左右各一，沿两侧大腿后面下行到足部）。90%的情况是由于椎体间的椎间盘错位而导致的神经压迫（下图）。但也同样可以由于局部炎症、局部骨质增生形成骨赘（例如关节病）、脊柱的运动不当甚至是椎体肿瘤所致。

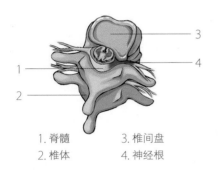

1. 脊髓　　3. 椎间盘
2. 椎体　　4. 神经根

坐骨神经的起源

该病常见吗？

不幸的是，坐骨神经痛很常见，尤其是在30～50岁之间的人群中。急性坐骨神经痛可由突然用力诱发，而在那些易患腰痛或是曾经有过脊柱疾病的人群中，坐骨神经痛的发生更常见。

有没有危险性？

急性坐骨神经痛的预后大体上来说是较好的，但是却非常容易复发。并且我们需要时刻保持警惕，因为有时疾病会进展成麻痹性坐骨神经痛，这时就需要急救处理。（详见P19）

如何治疗该疾病？

为了缓解疼痛我们会给病人开具双氯芬酸类非甾体类消炎药，以及镇痛药（扑热息痛或曲马多）。在做完影像学检查后，对于那些由神经压迫导致肢体瘫痪的病人，我们会建议手术治疗。手术在全身麻醉下进行，过程大约持续几小时，术后住院时间小于一周。

在等待医生意见期间
应该做些什么？

如果没有发热的情况下，可以服用双氯芬酸类非甾体类消炎药（每天150mg，分2次服用）以及镇痛药扑热息痛（1000mg），但服药前要注意没有服药禁忌症。

如何预防
该病的发生？

尽量不要使体重超重。
- 锻炼脊柱两旁的肌肉，使它们能更好地支撑保护脊柱（仰泳就是个很好的锻炼）；同时要避免扭转身体的动作（例如围绕圆桌而坐）。
- 提高床垫及枕头的品质：不要让脊柱养成不好的习惯。

⚕ 十分严重的**疾病**

▶ 拨打120急救电话

🚑 麻痹性坐骨神经痛

提高警惕！它的发病与典型的腰痛及坐骨神经痛一致，但若不及时于专科处进行处理，会导致不可逆的肢体瘫痪。

该病的体征有哪些？

麻痹性坐骨神经痛和典型的腰痛（下背部痛）或是急性坐骨神经痛（剧烈的下背部痛向臀部、大腿甚至是脚放射）起病相同。但它同时还伴有其他症状：便秘、感觉排尿困难或是尿失禁。患者有时还会感到大脚趾麻痹或是臀部大腿部的皮肤触觉丧失。同时还会引起行走时和抬腿、抬脚时疼痛。

这是什么病？

麻痹性坐骨神经痛是重度的急性坐骨神经痛（详见P17）。在脊椎处走行的坐骨神经受到了压迫（坐骨神经起于腰骶部的脊髓，左右各一，沿两侧大腿后部下行到足部）而导致肢体麻痹、感觉异常等神经症状。若没有得到及时处理，麻痹症状可进一步加重直至不可逆性损伤。

该病常见吗？

幸运的是，麻痹性坐骨神经痛十分少见，仅占急性坐骨神经痛中的1%。

有没有危险性？

该病的预后和是否得到了及时救助密切相关。如果在发病6小时内没有及时就医且症状较前加重，可能会导致不可逆性的损伤。在这种情况下，病人最终不仅可能遗留有排尿上的问题，还会导致终身的跛足。但如果病人及时就诊，可能不会有任何后遗症。

如何治疗该疾病？

患者首先需要做CT或是MRI（核磁共振）检查，不太严重的情况可在严格的监督下使用高强度的药物治疗，但最严重的情况需要急诊进行外科手术。在这种情况下也应及时呼叫救护车，因为医护人员知道如何正确地安置病人，并且可以为进一步治疗争取时间。

在等待医生意见期间
应该做些什么？

若无服药禁忌症，可以服用扑热息痛（1000mg）以镇痛，同时使自己处于舒适的姿势。

如何预防
该病的发生？

预防措施同急性坐骨神经痛（详见P17）。

我牙痛

别担心，日常生活中常见的牙痛大多数情况下都是良性疾病，例如龋齿、由食物残渣导致的普通的牙龈炎。但也不能掉以轻心，有时牙痛也可能是由牙脓肿甚至是咽脓肿导致，这两种情况都需要紧急治疗。

■ 牙痛自查表：

❏ 疼痛是持续且难以忍受吗？

❏ 牙痛的同时有发热吗？

❏ 脸颊有肿大吗？

➤ **如果您符合以上至少一条情况的话，请仔细阅读以下内容！**

■ 主要症状

✽ 不太严重的症状

▶ 请咨询您的牙医

➤ 局限于某颗牙且疼痛可以忍受

➤ 波动性疼痛，也就是说疼痛的程度不稳定，有规律的疼痛高峰和缓解期

➤ 因食冷或食热而导致的牙痛

➤ 某颗牙有压痛

☊ 严重的症状

▶ 去牙医处就诊或是去看急诊（牙医或是住院医生）

➤ 难以忍受的牙痛，在使用了平时的治疗后仍不能缓解

➤ 牙痛导致的脸颊肿大

➤ 牙痛的同时伴有发热

以牙痛为表现的主要疾病

🩺 严重的疾病

▶ 紧急医疗建议

🩺 牙脓肿（牙槽脓肿及牙周脓肿）

由细菌感染引起，牙脓肿若及时得到处理不会引起严重的后果，所以请及时就诊以免病情恶化。

该病的体征有哪些？

无论是牙齿发炎还是牙龈发炎，积脓导致了针刺样疼痛，且常为搏动性疼痛（人们往往在脓肿处能感觉到心跳般的搏动感）。牙脓肿常导致一侧脸颊肿大，并且脓液可从牙龈处溢出，牙龈处的黏膜变成鲜红色。有时下颌的小淋巴结会肿胀且疼痛（我们称之为淋巴结肿大），偶尔也会伴有口腔异味、口臭。

这是什么病？

牙脓肿由细菌感染引起，进而脓液聚积导致炎症反应。炎症往往发生于未治疗的龋齿或牙裂处。慢性牙周病（牙龈病及牙周炎的总称）或是长智齿也是引起牙脓肿的病因之一。

该病常见吗？

幸运的是，由牙脓肿引起的牙痛并不常见，但却是人们就诊的常见病因，尤其是看牙科急诊。

有没有危险性？

如牙脓肿得到及时处理，不会引起严重后果。但如果没有及时治疗，甚至根本没有治疗，那可能会面临炎症加重。最糟糕的情况是牙脓肿可转移到别的脏器（例如心脏或是大脑），若脓肿转移至皮下组织，则会导致脸部蜂窝织炎。

如何治疗该疾病？

简单的抗生素治疗及牙齿或牙龈局部处理即可。

但要记住，在任何情况下都不要用疼痛的那颗牙及其附近的牙去咀嚼。

在等待医生建议期间
应该做些什么？

可以服用扑热息痛（1000mg），在排除禁忌症的情况下还可以加用灭菌漱口水漱口。您还可以将敷料用温盐水浸泡敷于脓肿处，这可以使脓液流出，缓解疼痛。如果您的脸颊肿大变形且紧绷，可以用塑料袋包着冰块冰敷。您也可以去药店买黏土石膏敷于患处，以在夜间引流脓液。

如何预防
该病的发生？

每一餐后的规范刷牙是必不可少的。如果有需要还可以使用牙线挑出牙缝间的食物残渣。如果一直有牙痛的困扰，我们建议可以每天漱口。

我喉咙痛

　　最常导致喉咙痛的疾病便是咽峡炎，一种十分常见的感染性疾病，且往往是良性的。大多数情况下该病是由病毒感染引起，但也有被细菌感染的可能，此时则需要使用抗生素。面对此症状仍需保持警惕，因为喉咙痛背后可能隐藏着更严重的疾病。

■ 喉咙痛自查表：

- ❏ 喉咙痛的同时有发热吗？
- ❏ 淋巴结有疼痛吗？
- ❏ 下颌关节有阻滞（感）吗？
- ❏ 您的一侧耳朵是否也有疼痛？
- ❏ 脸上是否有发非常红且疼痛的皮疹？
- ❏ 您是否有呼吸困难或是窒息感？
- ❏ 口腔里是否满是唾液？

➤ **如果您符合以上至少一条情况的话，请仔细阅读以下内容！**

�֎ 不太严重的症状

▶ 请咨询您的家庭医生

> ➤ 喉咙痛且仅伴发热

☏ 严重的症状

▶ 需要立即去看医生或者看急诊

> ➤ 喉咙痛伴有发热，并且颌下淋巴结疼痛
>
> ➤ 喉咙痛伴有发热，并且下颌关节有阻滞
>
> ➤ 喉咙痛伴有一侧耳朵疼痛，同时还有发热
>
> ➤ 喉咙痛伴有脸上发非常红且疼痛的皮疹，同时还有发热

🚑 十分严重的症状

▶ 立即打120急救电话

> ➤ 喉咙痛伴有发热，同时还有窒息感
>
> ➤ 喉咙痛伴有发热，同时还有大量唾液分泌（甚至多到唾液流出口腔）

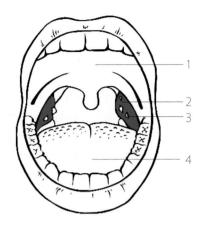

1. 软腭　　3. 扁桃体结石
2. 扁桃体　　4. 舌

口腔解剖

以喉咙痛为表现的主要疾病

严重的疾病

▶ 紧急医疗建议

扁桃体周围蜂窝组织炎

作为咽峡炎的并发症，该病表现为喉咙后壁有脓肿形成，易治愈。但仍需及时处理并使用抗生素以防感染扩散。

该病的体征有哪些？

喉咙疼痛，且在吞咽时疼痛加剧，同时伴有一个或数个以下症状：高热（39～40℃）、一侧耳朵剧烈疼痛、下颌关节阻滞、声音改变且十分乏力；还可有口臭、唾液分泌过多（有时仅需倾斜头便会从一侧口角流出过多的唾液）等症状，下颌关节发炎时往往导致闭口困难。最后，还可出现肿痛的淋巴结（意味着有炎症），多数是颌下淋巴结。

这是什么病？

扁桃体周围蜂窝组织炎是喉咙后部，即口咽部的化脓性感染，表现为扁桃体周围有脓肿形成（左图）。该病往往继发于细菌性咽峡炎。

该病常见吗？

不，并不太常见。90%的扁桃体周围蜂窝织炎是继发于细菌性咽峡炎的，且多发于青少年及年轻患者。

有没有危险性？

若及时处理并合理使用抗生素的情况下该病预后较好，反之则有感染向黏膜组织或皮肤扩散的可能性。例如当患者脸部及颈部发红疹时，则为颌面部蜂窝组织炎。该病的原发病灶可能在其他部位，例如牙齿处。同时要警惕该病较易复发。

如何治疗该疾病？

首先要做细菌学检查以确定病原体，其次是开具大剂量的抗生素，并通过穿刺或引流清除脓液。病情严重者需住院治疗。

在等待医生建议期间
应该做些什么？

在无用药禁忌症的情况下可服用扑热息痛（1000mg）以镇痛。

如何预防
该病的发生？

为避免蜂窝组织炎发生，须彻底治疗细菌性咽峡炎。抗生素的用量应合理，尤其要注意抗生素治疗的持续时间。但最好是要避免复发，也要尽量避免咽炎（咽部普通的炎症）的发生。对于经常复发的病人，建议可进行扁桃体切除术。

🚑 十分严重的疾病
▶ 拨打120急救电话

🚑 会厌炎

作为耳鼻喉科的严重感染性疾病，该病以单纯咽峡炎起病，但病人很快会有喉咙内有球状物，并进一步阻碍呼吸的感觉。为避免窒息的发生，需尽快处理！

该病的体征有哪些？

会厌炎以单纯咽峡炎及高热起病，但其他报警症状很快会出现：感觉喉咙内有巨大球状物；呼吸困难，导致患者必须采取头前倾的坐立位；难以吞咽口水以致唾液从口中自然流出。患者还多伴有说话困难。会厌炎必须立即处理，因为该病随时可能发生急性窒息而导致患者死亡。

这是什么病？

该病是指会厌的细菌性感染，会厌是由会厌软骨和黏膜组成的喉头上前部的结构，在吞咽时会厌会关闭并堵住气道口，以免食物误吸入肺。最常见的病原菌为流感嗜血杆菌。会厌炎会导致会厌部的水肿，进而阻塞气道。所以为了避免窒息的发生，必须立即采取行动。

该病常见吗？

该急症多发于幼儿，但随着B型流感嗜血杆菌疫苗的接种普及，该病已经很少见了。但要警惕，该病也可发于成人，尤其是免疫功能低下的人群。

有没有危险性？

若及时处理该病没有危险性，但急诊医生常遇到困境：气管插管可帮助患者呼吸，但同时也伴有风险。

如何治疗该疾病？

该病的救治分2步。首先，为了帮助患者改善呼吸，医生会进行气管插管（在麻醉后），气管插管即将一根管子插入气管内，再外接呼吸机。之后，为了抗感染，医生会给予病人大剂量的抗生素治疗。

在等待医生建议期间
应该做些什么？

患者可以维持在更方便呼吸的体位：无论是站位还是坐位，一般都是前倾位。尤其注意不要迫使患者躺下，也不要试图让患者吃东西或喝东西，因为这可能导致心跳骤停。

如何预防
该病的发生？

尽量避免接触患有耳鼻喉感染性疾病的病人。并且，在任何情况下，若是存在耳鼻喉部的感染，都不要拖延治疗。

我上肢/下肢痛

当出现上肢/下肢痛，人们很容易联想到扭伤、骨折或其他事故导致的创伤，但其实并不只限于这些情况。腿部、脚踝、大脚趾甚至是一根手指的突发疼痛也可能是比您所想的更为严重的疾病，所以需要十分警惕！

■ 肢体痛自查表：

❑ 您有发热吗？

❑ 有感到肢体麻痹吗？

❑ 在脚趾或手指处是否有发黄/白的触痛脓肿？

❑ 是否在疼痛的同时有皮肤红斑或水肿等炎症表现？

❑ 关节处是否有突发的疼痛，尤其是大脚趾处？

❑ 您的大腿有发冷发白吗？

➤ **如果您符合以上至少一条情况的话，请仔细阅读以下内容！**

■ 主要症状

⚕ 严重的症状

▶ 需要立即去看医生或看急诊

➤ 任何肢体疼痛伴有发热

➤ 剧烈疼痛，伴脚趾或手指处有发黄或发白的脓肿

➤ 任何下肢疼痛伴有皮肤炎症表现，例如皮肤发红或水肿

➤ 任何无明显诱因下的关节疼痛，尤其是大脚趾处

🚑 十分严重的症状

▶ 立即打120急救电话

➤ 任何肢体疼痛伴有呼吸困难

➤ 疼痛的肢体发冷、发白发紫，尤其是开始感到肢体麻痹

以肢体痛为表现的主要疾病

🩺 严重的疾病

▶ 紧急医疗建议

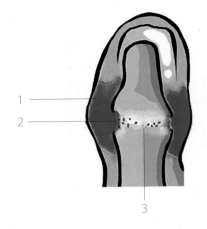

1. 炎症　　　3. 尿酸结晶
2. 骨侵蚀　　4. 脚

🩺 痛风发作

该病多见于痛风患者，且疼痛往往位于大脚趾处。痛风是一种炎症性关节病，饮食过于丰盛易导致该病。不幸的是，痛风的发病率日渐增长。

该病的体征有哪些？

一处关节突发剧烈疼痛，往往位于大脚趾处，大脚趾因而充血伴轻度肿胀。全身其他关节也可受累，例如膝关节，甚至是腕关节或肘关节，但后者较为少见。

这是什么病？

痛风是由血尿酸（食物中含有）过多导致的炎症性关节病。过多的尿酸结晶沉积于关节及其周围组织中，最终可导致炎症的发生。炎症多发于足部，此为典型的痛风发作（右图）。随着时间的累积，无痛的隆起（我们称之为痛风石）便会在受累关节处出现。

该病常见吗？

痛风发作多见于男性，约在35岁以后起病。而对于女性，则是绝经后易发病。

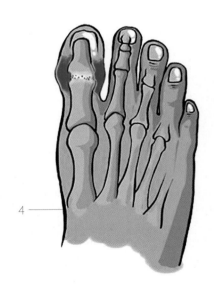

脚趾及脚

该病总体上和过于丰盛的饮食及过量饮酒有关，不幸的是该病越来越常见。

有没有危险性？

痛风是少见的风湿类疾病中可以完全治愈的疾病之一，然而它仍有很高的复发率，超过半数患者在发作后一年里有复发。更糟糕的是，痛风可造成关节变形甚至是关节损毁，留下终身的后遗症。

如何治疗该疾病？

多亏有秋水仙碱（针对关节炎症的药物）及非甾体类消炎药等药物，痛风的症状在服药后最多10天内都会消失。同时，我们强烈建议患者改变饮食习惯（详情见后文）。

在等待医生建议期间
应该做些什么？

保持关节固定减少活动，或是用冰袋冰敷于关节处可以缓解疼痛。服用抗炎药吡罗昔康（400mg）也可以起到镇痛效果。

如何预防
该病的发生？

最重要的预防方式是饮食习惯的改善：
- 避免所有含有高尿酸的食物，尤其是一些饮料（酒精、苏打水），高蛋白的食物也要避免（红肉、猪肉制品、脂肪含量高的鱼、海鲜）。

- 多吃一些促进多余尿酸排泄的食物，例如胡萝卜、芹菜、西葫芦或是朝鲜蓟。
- 多喝水也可助尿酸排泄。

℞ 丹毒

该病通常由细菌感染了小腿或足部的隐匿伤口导致，请及时就诊。

该病的体征有哪些？

皮肤上出现界限清楚的红斑，且伴有疼痛。80%以上的情况发生在小腿或足部，但也有可能出现在上臂甚至是面部。患处皮温高、紧张（P34图），同时可伴有肿胀或是水肿。红斑多伴有发热（超过38℃），有时还会有寒战。皮肤可变成深红色，甚至发黑，还可在红斑基础上出现脓疱、水疱等。虽然该情况较少见，但却更严重。注意，当患者全身情况不佳，如低血压伴心率加快，这是感染正在扩散的表现，此时情况更加危重！

这是什么病？

丹毒是一种累及皮肤的细菌感染，往往位于小腿或足部（有时也会出现在臂部或面部）。常见病原菌为链球菌，该细菌从未经治疗的皮肤小破损处进入，可以是擦伤、抓伤或刺伤，甚至也可发生在整容手术术后（抽脂术、注射肉毒素或激光）。皮肤最先被感染，其下的肌肉也可被累及。

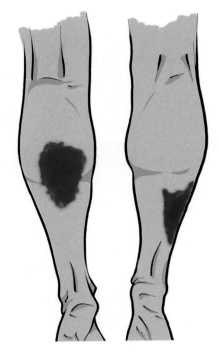

丹毒

织的坏死，坏死处会留下永久的疤痕；其二是更为严重的感染的扩散，它的发生可以十分突然且迅速，无从预计。但有一点是肯定的：为了避免这些危险，应尽早治疗该病。并且该病的复发率也有所升高，据统计在30%左右。

如何治疗该疾病？

一旦确诊，医生会开具抗生素并且嘱患者立即开始治疗。该病最多在十几天内便可治愈。但更严重的丹毒则需住院，甚至是手术治疗。

该病常见吗？

该病相对较常见，发病率随着年龄的增长而增长，起病年龄平均在60岁。易患丹毒的危险因素：陈旧伤口（皮肤溃疡、皮肤真菌病）、水肿、免疫功能低下者（严重的糖尿病患者、移植患者、酗酒者……）或是使用了非甾体类消炎药。这些因素都降低了机体的免疫防御功能。

有没有危险性？

当我们没有及时治疗丹毒时，容易有两大危险。其一是皮肤坏死——也就是说组

在等待医生建议期间 应该做些什么？

在无用药禁忌症的情况下可服用扑热息痛（1000mg）以镇痛，且可以固定小腿以促进淋巴静脉引流。

如何预防 该病的发生？

要知道该病常常由未经治疗的伤口处进入人体，所以当受伤后请小心消毒所有伤口，包括小伤口（特别是免疫力低下患者）。注意要治疗皮肤真菌病，尤其是足癣（当足部有伤口时，全面消毒并保持脚趾间干燥）。当有足部慢性水肿时，可以穿戴下肢弹力袜或是经常手动按摩促进淋巴引流。

🩺 甲沟炎

甲沟炎病常由金黄色葡萄球菌从未处理好的小伤口中进入，从而导致感染。千万不要放任不管，因为该疾病有迅速恶化的可能性。

该病的体征有哪些？

起初，指甲周围或下方的皮肤会发红，疼痛轻微可以忍受，但在触碰时疼痛加重。过了2～3天，甲沟炎进展成包裹着黄色或白色脓液的脓肿，有时甚至可形成脓疱疹（右图），有时还可伴有发热，此时疼痛会更剧烈且为搏动性疼痛——我们可以感觉到脓肿在跳动。

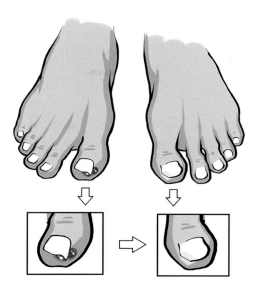

甲沟炎

这是什么病？

最常见的致病菌是金黄色葡萄球菌，甲沟炎顾名思义是指细菌感染了指甲周围，可以是脚趾也可以是手指。该病多发生在嵌甲、皮肤有小创伤（肉刺、昆虫叮咬、水疱破裂、修指甲、倒刺、碰撞）时。

这种病常见吗？

当然，和许多人认为的相反，甲沟炎多发于手指而不是脚趾！免疫力低下的人群需要特别注意（尤其是糖尿病患者），因为这类人更容易感染甲沟炎。

有没有危险性？

若及时处理，甲沟炎并不危险。相反，如果我们放任不管，感染就有扩散的可能。

首先是手指或脚趾，其次是肌腱或关节，若肌腱或关节受损则将来可能留有功能性后遗症。最糟糕的情况是全身感染，也就是我们常说的败血症，此时则会有生命危险。在治疗过程中要谨遵医嘱，避免复发。同时还要记得检查自己破伤风疫苗的接种情况。

如何治疗该疾病？

如果在脓肿形成前便开始治疗，此时只需要对伤口进行消毒灭菌再联合用一些抗生素便可。然而一旦出现了肉眼可见的脓肿（并且有脓液），此时便需要在局麻或全麻下进行一个小手术。

在等待医生建议期间
应该做些什么？

用稀释的达金氏消毒液清洗伤口及患肢，同时可服用镇痛药（扑热息痛1000mg）以缓解疼痛。

如何预防
该病的发生？

- 注意卫生，认真洗手/脚
- 注意清理伤口，即使是小伤口，并且要将肉刺拔出
- 不要把指甲剪得太短，也不要咬或是拔掉指甲旁边的倒刺
- 做手工活时尽量佩戴手套

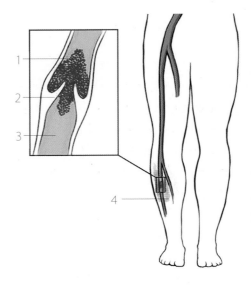

1. 血凝块（血栓）　3. 静脉血
2. 静脉瓣　　　　　4. 静脉炎

静脉炎

🩺 静脉炎

静脉炎是一种心血管疾病，常见于老年人及产后妇女，有时也可发生在长途飞行后。不要对此病置之不理，因为静脉炎有可能发展成危险的肺栓塞。

该病的体征有哪些？

小腿肚或大腿处有疼痛伴麻木，触碰患处或使用踝关节时疼痛加重，且常伴有水肿。

这是什么病？

当下肢静脉内有血凝块形成时易发生静脉炎：此时静脉内的血液流通不畅，我们也可以称之为下肢静脉血栓。血凝块往往在小腿肚处形成，随后可随着血流向上流至膝部的腘静脉，甚至再往上至大腿处的股静脉。其导致的结果便是炎症的出现（上图）。静脉炎还可见于：手术后、近期创伤后、长期不动、甚至是某些癌症或是遗传性疾病。

这种病常见吗？

该病相对常见，每年发病近几十万例。需要注意静脉炎的发病与年龄呈正相关，20～39岁的发病率为0.28%，75岁以后的发病率为5%。同时孕妇也是高发人群，尤其是刚生产完的产妇（发病危险因素是常人的5倍）。服用孕激素避孕药的女性、癌症患者、心衰患者以及经常长途飞行的人都是该病的易患人群。

有没有危险性？

该病最大的危险性在于有可能导致肺栓塞。肺栓塞是比静脉炎严重许多的疾病，是下肢血栓随着静脉血回心并堵塞肺动脉导致。于是肺动脉中的静脉血无法获得氧气，患者出现呼吸困难等症状。此时需要急救处理！（详见P67）

如何治疗该疾病？

首先我们让患者进行下肢多普勒彩超检查，以确诊下肢静脉血栓存在与否。该病的治疗以抗凝治疗为基础，使血液流通恢复顺畅。用药时间取决于导致静脉炎的病因，某些慢性病可能需要终身服用抗凝药物。

在等待医生建议期间 应该做些什么？

为了缓解疼痛，在无用药禁忌症的前提下可以服用扑热息痛1000mg，并且将患肢抬高。

如何预防 该病的发生？

最好的预防方式是改善血液循环，尤其是高危患者（有过静脉炎病史、癌症患者、心衰患者），所以应采取以下措施：

– 睡觉时将下肢垫高。
– 多做些促进下肢血液循环的运动。
– 避免长时间维持同一姿势不动。
– 在长途飞行期间请穿弹力袜，并经常活动下肢；多喝水但不要喝酒。
– 有静脉炎病史的患者，请穿戴弹力袜。
– 戒烟。

➕ 十分严重的疾病
▶ 拨打120急救电话

🚑 肺栓塞

肺栓塞为静脉炎最主要的并发症，可导致呼吸困难。它的发生是由于下肢血凝块随着静脉血回心后，突然堵塞于肺动脉内。由于肺动脉中的静脉血无法获得氧气，可能会导致患者缺氧而呼吸困难（详见P67）。

🚑 急性下肢缺血

原因是动脉内有血栓堵塞，该病表现为小腿处突发的剧烈疼痛，几小时后开始出现麻痹症状。该病需要急救处理以免病情恶化。

该病的体征有哪些？

小腿处突发弥漫且剧烈的疼痛，也可以是进行性的疼痛加重，但这种情况少见，一般都是突发疼痛。患处皮肤变苍白及冰冷（可自行将患处与健侧做对比以早期察觉），在 3～4 小时后疼痛的感觉减弱。此时麻痹症状开始出现，在更严重的情况下可出现水肿，甚至是肌肉僵硬伴小腿皮肤变青，继而可见皮肤大理石花纹斑。

这是什么病？

急性下肢缺血是一种十分严重的疾病，与静脉炎不同，该病的发生是由于血栓突然堵塞于下肢动脉内而非静脉内。血栓的来源有二：一是来源于心腔内（即心源性血栓），堵塞于下肢小动脉中；二是血管自身先有破损，继而导致血栓形成（右图）。不管血栓来源如何，其导致的结果都是相同的：血液流通不畅，以致下游的组织得不到血液供应，出现缺氧甚至最后可能坏死（细胞死亡）。最坏的情况是需要截肢。

这种病常见吗？

幸运的是该病较少见（每 10 万人每年最多发生 15 例）。但患有慢性肢体缺血性疾病的患者，他们的动脉已存在损伤，故更容易发生此病。尤其是糖尿病患者、吸烟人群以及高血压患者。

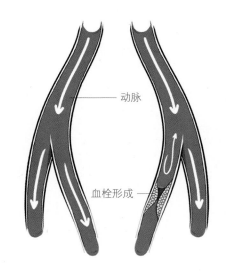

下肢缺血

有没有危险性？

该病十分危险，这也是为什么在出现症状后，需要尽快拨打 120 急救电话的原因。由于该病的抢救不够及时，近 30% 的患者最终需要截肢，甚至有 20% 最后死于该病。其余的患者虽没有留下后遗症，但是却有复发的风险。但好消息是该病可以通过治疗改善。

如何治疗该疾病？

治疗以促进血液流动的药物为主（最常用的是肝素）。也可以采取手术来治疗该病：将病人全身麻醉后，将导管伸入受累动脉内取出其内的栓子，此过程称为栓子切除术。同时还可以建立静脉旁路，使受损动脉内的血液分流至旁路，以保证血液通顺畅。

在等待医生建议期间
应该做些什么？

为了缓解疼痛，在无用药禁忌症的前提下可以服用扑热息痛1000mg，并且将患肢抬高。

如何预防
该病的发生？

最主要的是要控制心血管疾病等危险因素，例如高血压、吸烟及高血脂。

我眼睛痛

我眼睛痛。注意！除外眼部外伤及异物进入眼内，其他任何情况下出现的眼睛痛都不能忽视，因为其背后可能掩藏了危险的疾病！如果没有及时采取治疗措施，某些疾病可导致视力不可逆的受损，例如急性青光眼。所以对于任何可能出现的症状，都应该保持高度警惕！

■ 眼睛痛自查表：

- ❏ 眼睛的疼痛是突然出现且剧烈的吗？
- ❏ 您是否同时伴有异常的头痛及恶心？
- ❏ 您的双眼是否有发红以及眼内有异物感？
- ❏ 您是否突然感到视力下降或是视野缺损？
- ❏ 除了视力突然下降，您是否同时伴有说话困难或是开始感到身体麻痹？

➤ **如果您符合以上至少一条情况的话，请仔细阅读以下内容！**

■ 主要症状

❖ 不太严重的症状

▶ **咨询您的家庭医生**

- ➤ 只有眼睛痛而无其他症状，没有眼部外伤也没有眼内异物
- ➤ 中等程度的眼痛伴随眼部化脓
- ➤ 眼部有瘙痒

⚕ 严重的症状

▶ **需要立即去看医生或看急诊（眼科医生或是住院医生）**

- ➤ 突发的眼睛痛伴双眼发红，同时有眼内异物感（除外眼部外伤及眼内异物的存在）
- ➤ 眼内剧烈且突发的疼痛，虹膜周围充血，同时伴有头痛、大汗、恶心、呕吐或是视力下降

🚑 十分严重的症状

▶ **立即打120急救电话**

- ➤ 突发的眼睛痛伴随视力骤降或是视野缺损
- ➤ 眼睛痛伴视力障碍，同时身体开始产生麻痹，或是突然发现说话困难

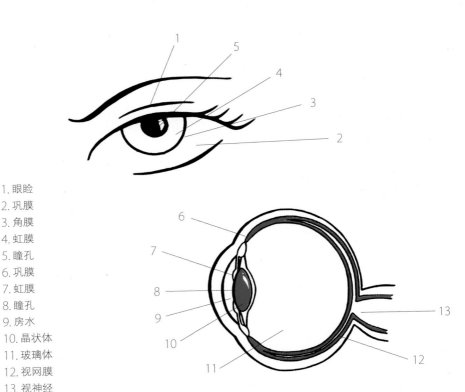

1. 眼睑
2. 巩膜
3. 角膜
4. 虹膜
5. 瞳孔
6. 巩膜
7. 虹膜
8. 瞳孔
9. 房水
10. 晶状体
11. 玻璃体
12. 视网膜
13. 视神经

眼球的解剖

为了更好地理解眼睛痛，首先我们来简单介绍下眼球的解剖，以了解基本知识（上图）：

结膜： 是覆盖于眼睑和眼白最表面的一层黏膜，起到保护作用。

角膜： 是眼球前壁的一层透明膜，可保护虹膜（作用类似透镜）。

虹膜： 眼睛的颜色由虹膜决定，中央镂空处即为瞳孔。

瞳孔： 瞳孔位于虹膜中央，作用是调节进入眼内的光量以达到最适宜状态。瞳孔就好像是相机中的光圈，当遇到强光时瞳孔便会收缩变小使进入眼内的光量减少（缩瞳）。反之，当光线减弱时瞳孔则会扩大（扩瞳）。

晶状体： 是位于虹膜后可变形的透镜，其可根据物体的距离远近，自身调节使成像清晰。随着年龄增长，其调节能力降低（此时称为老花眼）或是变浑浊（此时称为白内障）。

视网膜： 视网膜居于眼球壁的内层。由于视网膜上含有可接受信息的神经细胞，所以它拥有感光成像的功能，就像是相机中的感光底片。接着神经细胞将所接收到的信息通过视神经传送到脑内。

以眼睛痛为表现的主要疾病

🩺 严重的疾病

▶ 紧急医疗建议

🩺 眼球炎性疾病

眼球的炎性疾病十分常见，一般来说没有什么危险性，但仍需及时治疗，否则可能会导致严重的并发症甚至是不可逆的损伤。

该病的体征有哪些？

多数的眼球炎性疾病都有一个共同的表现：它们会引起眼球疼痛，可以是单侧也可以是双侧。疼痛有时是剧烈的，导致双眼发红并有眼内异物感（像是沙子类的东西）。但根据炎症发生在眼球的不同部位，其体征还是各有差异：

结膜炎：往往眼内会有过多的分泌物使睫毛粘连，眼内瘙痒，有时也可导致眼睑的肿大。

角膜炎：十分剧烈的疼痛伴眼内瘙痒、流泪、畏光，有时还会有视力的下降。

葡萄膜炎：会导致畏光、视力下降及飞蚊症。

巩膜炎：导致视力模糊、流泪以及对光敏感。

这是什么病？

根据炎症发生在眼球的不同部位，我们将之分为：

结膜炎：覆盖于眼睑和眼白最表面，起到保护作用的这层黏膜有炎症时我们称之为结膜炎。大多数情况下由细菌（40%）或是病毒（36%）引起。

角膜炎：角膜的炎症称之为角膜炎（角膜是眼球前壁的一层透明膜，可保护虹膜），有多种原因可以导致角膜炎，例如角膜暴露于日晒时间过久、隐形眼镜对角膜的刺激、感染……

巩膜炎：眼白处的炎症称之为巩膜炎。

葡萄膜炎：即葡萄膜的炎症，其中包括了虹膜炎（虹膜即赋予了眼睛颜色的部分，其中央镂空处即为瞳孔）、脉络膜炎（脉络膜供给视网膜营养）以及睫状体炎（睫状体内的睫状肌可以调节晶状体曲度，使物体在视网膜上成像清晰）。葡萄膜炎多发生在患有慢性风湿病的病人身上。

该病常见吗？

是的，该病十分常见，甚至可以说是流行病。其中结膜炎发病率最高，因为其传染性强，尤其是在儿童之间。葡萄膜炎以及巩膜炎则比较少见（每10万人中约20人）。而对于角膜炎，绝大多数患者是隐形眼镜佩戴者（每10万人中约7人）。

有没有危险性？

若该病及时得到处理，则不会有什么危险性。反之，感染可能会扩散至整个眼球，我们称之为全眼球炎，最终会导致视力受损，尤其容易继发于葡萄膜炎。这也就是为什么当我们遇到全眼球炎时需要尽快向医生咨询。

如何治疗该疾病？

取决于炎症发生的部位。但不管怎样，首先以局部治疗为主，但在严重的情况下也需要全身治疗。

在等待医生建议期间
应该做些什么？

可以使用含有生理盐水的眼药水充分清洗眼球，以及1000mg扑热息痛以缓解疼痛。

如何预防
该病的发生？

－若眼睛较敏感，不要经常揉眼睛，并且尽量避免佩戴隐形眼镜。
－佩戴墨镜避免阳光直射（尤其是在高山上），在游泳时也请佩戴游泳眼镜。
－勤洗手，当眼干时也可以使用滴眼液。
－易过敏的患者，最好远离致敏源。

🩺 急性青光眼

与慢性青光眼相反，急性青光眼发病比较少见。但注意该病需要急救治疗，否则可能会导致不可逆的视力受损。

该病的体征有哪些？

单侧眼球突发疼痛，虹膜周围有发红并且眼球变得坚硬（触摸眼球时感觉像是在摸一颗玻璃弹珠）。视力迅速变模糊，有时在强光周围还可出现彩色的光晕。除了这些症状，同时还可以伴有头痛（往往是颅后的疼痛）、大汗、恶心甚至呕吐。一般来说，这些体征在发病前数周就可出现，但更轻微。

这是什么病？

急性青光眼是指一种可导致视神经受损的眼病（视神经与视网膜相连并且将图像传输到大脑）。疾病发作时常伴有眼内压的急剧升高，是由于眼内的液体（我们称之为房水）流出困难导致。

该病常见吗？

相比于为数众多的慢性青光眼患者，急性青光眼相对少见（每年大约4000例）。该病多发于50岁以后，有遗传易感性，并且患以下疾病的患者也是高危人群：高血压、糖尿病以及心血管疾病。注意：长期使用皮质激素治疗也是高危因素。

有没有危险性？

急性青光眼需要急救治疗，不然视神经持续受压将会导致不可逆的视力受损。实际上，该病是出生时视力正常人群中的第二大致盲原因，在发达国家中仅次于糖尿病致盲。

如何治疗该疾病？

首先应静脉注射药物使眼内液体生成减少，并且促进其排泄。往往还会加用局部滴眼治疗。某些更严重的情况下则需要手术或是激光治疗。

在等待医生建议期间
应该做些什么？

在等待眼科医生的建议期间，若没有用药禁忌症，可以服用1000mg扑热息痛以缓解疼痛。

如何预防
该病的发生？

不幸的是，没有任何灵丹妙药可以预防该疾病。相反的，我们观察到：压力、吸烟、咖啡甚至是使用皮质激素会使眼内压升高，所以要尽量避免这些危险因素。休息对预防该病也有好处，尤其是在运动过后。

🩹 十分严重的疾病
▶ 拨打120急救电话

🚑 脑血管意外

注意！除了典型的神经系统症状（突发麻痹、说话困难），脑血管意外还可以以突发的视力下降为表现（详见P154）。发生这种情况时请立即拨打120急救电话，因为越早获得治疗患者的生存率就越高，留有后遗症的概率也越小。

我耳朵痛

疼痛往往非常剧烈，有时也可在家庭医生处治疗。但请放心，该症状并不特别严重。然而还是要保持警惕，因为一些感染性并发症可导致听力受损后遗症。

耳朵痛自查表：

- ❑ 是否伴有高热？
- ❑ 是否在高热的同时，伴有耳后痛性肿物形成？
- ❑ 是否在耳朵附近的皮肤处有丘疹、脓包出现？

➧ **如果您符合以上至少一条情况的话，请仔细阅读以下内容！**

主要症状

不太严重的症状

▶ 请咨询您的家庭医生

- ➧ 一侧耳朵痛不伴有发烧
- ➧ 一侧耳朵痛同时伴有耳道溢液

严重的症状

▶ 需要立即去看医生或看急诊

- ➧ 剧烈耳朵痛的同时伴有耳朵附近皮肤处出现丘疹、脓包
- ➧ 耳朵痛，发热伴有耳朵后痛性肿物形成
- ➧ 耳朵痛伴有高热

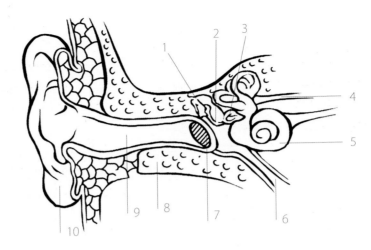

1. 锤骨
2. 砧骨
3. 镫骨
4. 听神经
5. 耳蜗
6. 咽鼓管
7. 鼓膜
8. 骨质部
9. 外耳道
10. 耳郭

耳的解剖

以耳朵痛为表现的主要疾病

严重的疾病

▶ 紧急医疗建议

急性中耳炎

急性中耳炎是指内耳的感染，可引起剧烈的疼痛，在儿童中十分常见。该病需要立即治疗以减少并发症。

该病的体征有哪些？

急性中耳炎以剧烈耳痛为表现，疼痛可以表现为刀刺样疼痛、脉冲式疼痛（也就是说可以感受到一阵一阵的疼）或是夜间痛。与外耳炎不同，中耳炎常伴有发热，有时还会有流脓，并且可导致患者听力下降，甚至是消化道症状（腹泻、呕吐）。在较年幼的儿童身上还可能出现认知及行为的改变。

这是什么病？

中耳炎是累及中耳的细菌性或是病毒性感染，中耳即位于鼓膜后的部分（上图）。外耳炎是指炎症累积鼓膜前方的外耳道，任何年龄都可发病但没有危险性；与之相反，中耳炎易发于儿童，并且需要尽快处理。

该病常见吗？

中耳炎，常继发于鼻咽炎，是儿童感染性疾病中常见的疾病之一，占儿科急诊诊病因的10%。该病十分常见，所以当一个年幼儿童有不明原因的发热时，最好还是向医生咨询。

有没有危险性？

中耳炎的预后非常好，系统地使用抗生素可以减少因感染扩散而导致的并发症。但要小心某些疾病，例如急性乳突炎、听神经麻痹（见下文）以及脑膜炎（详见P76）。反复发作的耳炎若不予以治疗，最终可能造成听力受损。

如何治疗该疾病？

为了确诊，医生常会使用耳镜来观察外耳道及鼓膜的情况。近半数的中耳炎，无论被诊断与否，都能够自愈，但是一部分国家，对于中耳炎的治疗仍会使用抗生素。

在等待医生建议期间
应该做些什么？

在没有服药禁忌症的情况下，可以服用解热镇痛药扑热息痛（成人1000mg），同时也建议患者大量喝水。

如何预防
该病的发生？

- 避免使用棉签清理外耳道或是在外耳道里搅弄。
- 感冒时，在擤鼻涕的同时用生理盐水清洗鼻腔。
- 戒烟，因为吸烟会增加患耳鼻喉科感染的机会。
- 尤其是儿童，请保证其房间通风，教他们规范洗手、勤剪指甲并且减少奶嘴的使用。

ᕦ 急性乳突炎

作为典型耳炎的并发症，该病易发于幼童，但现在已变得少见。为了避免可能发生的感染扩散，请不要忽视该疾病并积极治疗。

该病的体征有哪些？

耳痛同时伴有高热（39～40℃）及耳后痛性肿物形成，巨大的肿物使耳朵内陷。

这是什么病？

该病是指乳突部的化脓性感染。乳突是位于耳后的骨性结构，是构成颅骨的一部分（P50图）。急性乳突炎时，乳突处累积大量脓液，导致了耳后痛性肿物的形成。

该病常见吗？

该病常继发于耳炎，且尤其易发于2岁以下儿童。由于抗生素的普及，该病现在已大幅减少。然而仍有10%的耳炎会并发乳突炎，并且有0.1%的致死率。

有没有危险性？

该病并不是特别严重，但请保持警惕以免其发展成化脓性脑膜炎（详见P76）或是感染向他处扩散。

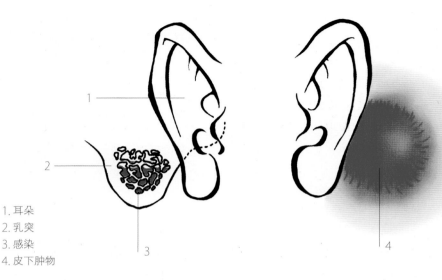

1. 耳朵
2. 乳突
3. 感染
4. 皮下肿物

急性乳突炎

如何治疗该疾病？

若是及时使用抗生素该病可很快治愈。但有时使用药物后脓肿仍存在，则需要进行引流。

在等待医生建议期间
应该做些什么？

服用扑热息痛可解热镇痛（1000mg）。

如何预防
该病的发生？

预防该疾病最好的方式是治愈中耳炎，控制抗生素使用的剂量及时长。

听神经带状疱疹

由水痘-带状疱疹病毒引起，各个年龄均可发病，但预后较好。但还是要保持警惕，有时耳带状疱疹会引起听神经痛，甚至是永久性面瘫。

该病的体征有哪些？

起初表现为发热及耳痛。两三天后，在外耳道或是耳郭附近可出现红底透明的小水疱疹。这些水疱疹会引起灼烧样疼痛，有时还可扩散至脸部，但最多72小时候症状便可缓解。在更严重的情况下，患者还可出现面瘫，表现为口角歪斜，在微笑时，口角下坠及面部歪斜更为明显。

这是什么病？

该病也被称为耳带状疱疹，由水痘−带状疱疹病毒引起。初次感染后病毒可长期潜伏在体内，当人免疫力低下时便会发病。活化的病毒经感觉神经下行至所支配的皮肤区，形成疼痛的疱疹。病毒还可侵袭听神经以及耳周围皮肤。

该病常见吗？

温带气候国家90%以上的居民接触过水痘−带状疱疹病毒，但只有一小部分人会发此病（10万人中有近130人）。该病在任何年龄都可发生，但发病率随着年龄的增长而增长。

有没有危险性？

大部分耳带状疱疹的患者预后较好，但在老年患者中，可能会留有慢性听神经痛等后遗症。该病还可导致永久性面瘫，但这十分少见。

如何治疗该疾病？

使用抗病毒药治疗该病（最常用药物为阿昔洛韦），同时也可联合使用皮质激素。但请注意：为了达到最大疗效，越早进行治疗越好（在发疱疹后的72小时内）。

在等待医生建议期间
应该做些什么？

可以服用1000mg扑热息痛以缓解耳痛，同时为了避免二次感染，建议每日先用肥皂及温水清洗受累处皮肤，再用洗必泰浸湿的辅料清洁伤口。但要注意，千万不要挠破或是戳破疱疹！

如何预防
该病的发生？

没有任何研究能够确定如何才能预防带状疱疹，但预防水痘的疫苗是存在的。高级公共卫生委员会建议免疫力低下的老年人接种该疫苗。

我生殖器/肛门痛

请放心，肛门处疼痛经常是痔疮发作的表现，有时疼痛十分剧烈，需要手术治疗，但该病没有什么危险性。生殖器疼痛也是如此，常由尿路感染或是性传播疾病导致。但请注意，某些临床表现背后可能隐藏着更严重的疾病。

■ 生殖器/肛门痛自查表：

- ❏ 疼痛是否无法忍受？
- ❏ 肛门疼痛是否伴有便中带血？
- ❏ 生殖器疼痛是否伴有发热？
- ❏ 睾丸疼痛是否同时伴有红肿？
- ❏ 阴茎勃起是否有疼痛，且持续时间异常长久？

➤ **如果您符合以上至少一条情况的话，请仔细阅读以下内容！**

■ 主要症状

� 不太严重的症状

▶ 请咨询您的家庭医生

- ➤ 肛门轻微疼痛，大便正常，且无消化道症状（例如腹泻、便秘等）
- ➤ 肛门疼痛伴有肛门处瘙痒
- ➤ 生殖器疼痛伴有尿路瘙痒或灼烧感（但无发热）

⚕ 严重的症状

▶ 需要立即去看医生或看急诊

- ➤ 突发的，难以忍受的肛门疼痛
- ➤ 生殖器疼痛伴有发热
- ➤ 儿童、成人或是老人有排尿问题，即使不伴有发热
- ➤ 睾丸单发疼痛，伴有睾丸的肿大及发热

🚑 十分严重的症状

▶ 立即拨打120急救电话

- ➤ 睾丸处的剧烈疼痛，其中一处有红肿伴有回缩
- ➤ 阴茎勃起剧烈疼痛，且持续时间异常长久

以生殖器/肛门疼痛为表现的主要疾病

严重的疾病

▶ 紧急医疗建议

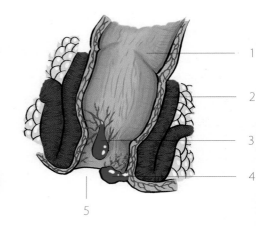

1. 直肠
2. 直肠括约肌
3. 内痔
4. 外痔
5. 肛门

内痔及外痔

痔疮发作

俗话说十人九痔，如此常见的疾病虽然没什么危险性，但有时还是疼得令人难以忍受。对于有反复痔疮发作，深受其害的患者也可以采取小手术治疗。

该病的体征有哪些？

起初可能仅是肛门周围的瘙痒，但并不是人人都会发生。随后便是突然发作的、持续的、有时十分剧烈的疼痛，甚至严重到妨碍走路或维持坐姿。

这是什么病？

痔疮发作，是指当内痔或外痔处有血块形成（右图），与大家所想的相反，内痔及外痔不是静脉，实则是充满血的小囊。囊内血液的累积导致压力增高、囊袋胀大。囊袋在肛门处形成称为外痔，内痔也是相同的情况，只不过我们看不见形成的囊袋。

该病常见吗？

该病十分常见，累及约1/3成人。有一些危险因素会使得痔疮概率增加：静止不动（尤其是长时间维持坐姿）、便秘、食辣以及年龄。超过50岁的人群中，约有一半受痔疮困扰。

有没有危险性？

痔疮发作一般来说并没有什么危险性，大多数情况下疼痛是可以忍受的，并且病程仅持续数天。但当疼痛变得十分剧烈，这时便推荐进行一个小手术来缓解症状（这就是为何我们将痔疮发作归到需要立即咨询医生这一类）。

如何治疗该疾病？

痔疮发作的局部治疗多种多样，包括局部麻药、皮质激素和通过促进静脉循环。当然，在疼痛十分剧烈时还可采取痔疮切除的手术来立即缓解疼痛。

在等待医生建议期间
应该做些什么？

您可以选择痔疮敷贴（内含利多卡因类局麻药）或是在没有服药禁忌症时，可以服用吡罗昔康类（400mg）非甾体类消炎药。

如何预防
该病的发生？

- 注意饮食：多吃富含膳食纤维的食物，例如蔬菜、水果以及谷物，因为这些食物可以促进小肠蠕动。同时也要多喝水，因为液体可以帮助纤维发挥作用。如果有需要，还可以额外服用纤维补充剂。但无论如何，请不要不吃早饭，因为小肠在餐后有排空反射，尤其是在早上。
- 规律的运动也是预防该疾病的手段之一，起初可以从走路开始，适宜速度的行走足以促进小肠内食物的运输。同时要避免长时间维持坐姿。
- 要养成规律排便的习惯，尤其是在有便意时不要拖延，立即去上厕所。因为时间拖得越长，大便会变得越硬越干，这也是促进痔疮形成的因素之一。同时，在排便时也不要太过用力，因为会增加内痔的压力从而导致痔疮发作。

⚕ 附睾炎

该病常通过性接触传播，附睾炎是一种感染性疾病，往往疼痛十分剧烈，但预后较好。但也请积极治疗避免并发症的发生。

该病的体征有哪些？

一侧睾丸剧烈疼痛，有时疼痛会向腹股沟区放射（即鼠蹊部）。阴囊肿胀、充血，同时伴有高热，一般情况下体温可超过39℃。阴茎处也可有脓液流出。

这是什么病？

附睾炎多由细菌感染引起，附睾作为连接睾丸与输精管的曲细精管，其作用是输送精子（P56图）。感染多由泌尿系感染沿尿道蔓延到附睾所致，还可累及前列腺。由于该病可由性接触传播，所以也称此病为性传播疾病。

该病常见吗？

该病还是相对少见的疾病，根据美国针对18岁以上男性的6万次就诊的统计，附睾炎仅占不到0.3%。但由于该病是性传播疾病，所以在年轻人中发病率会更高，而在50岁之后则是尿路感染导致发病率升高。

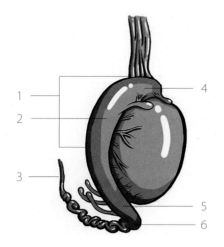

1. 附睾
2. 附睾体
3. 精索
4. 附睾头
5. 附睾尾
6. 附睾管

睾丸及附睾

如何预防
该病的发生？

最可靠的做法是在进行性行为时佩戴避孕套，避免感染。

阴茎异常勃起

阴茎勃起的持续时间异常长久，这种情况很少见。但请及时就诊，因为一旦确诊或治疗延迟，可能会导致永久性阳痿。

有没有危险性？

若该病得到及时治疗，预后较好。但请当心并发症，在未经治疗的情况下感染可扩散并导致脓肿形成——此时便需要手术治疗。更严重的情况是附睾体积变大，压迫睾丸血管，继而导致睾丸的坏死及萎缩。

如何治疗该疾病？

首先我们会行阴囊的超声检查，以探查睾丸及附睾的情况。一旦确诊为附睾炎后，医生会开具早期及适宜的抗生素。由于该病可由性接触传播，因此需要检测是否同时存在其他性接触疾病。

该病的体征有哪些？

阴茎勃起逐渐变得疼痛且没有疲软的迹象，一般情况下此时既无法排尿也无法射精。

这是什么病？

阴茎异常勃起是指阴茎勃起的持续时间异常长久，长达数个小时。当阴茎勃起时，其两侧的血流由于回流不畅而淤滞。由于发病机制不同可分为两类：一类为静脉回流受阻型，又称缺血性静脉性阴茎异常勃起，是目前最常见的类型；另一类则为动脉血流量过多型，又称非缺血性动脉性异常勃起，往往发生于外伤后，较之前者更少见，且疼痛程度也较前者轻。患有镰状细胞性贫血（一种遗传性血液病）的患者易发生此病（详见P234）。

该病常见吗？

幸好该病较少见，一项美国的研究显示每年每10万男性中仅发生5例。然而在一些特定情况下该病较易发生：患有血液病，例如镰状细胞性贫血、白血病等；服用特定药物（抗抑郁药物、降压药、抗凝药物或皮质激素）；吸毒；治疗阳痿时向阴茎内注射药物。

有没有危险性？

当发病时请积极治疗，因为该病存在致终身阳痿的风险。所以请尽早治疗避免后遗症。

如何治疗该疾病？

看急诊时，医生会使用注射用药，促进静脉回流。当疼痛异常剧烈时还可采用放血疗法。

在等待医生建议期间
应该做些什么？

为了降低阴茎的血流压力，您可以冲个冷水澡，并且用冰敷阴茎。手法按摩也能起到治疗作用。

如何预防
该病的发生？

很不幸，该病很难预防。但我们建议高危人群，即患有镰状细胞性贫血或白血病的患者了解该病。

十分严重的疾病
▶ 紧急医疗建议

睾丸扭转

该病常导致剧烈疼痛，伴有睾丸的肿大及挛缩，多发生于婴儿、儿童及青少年。为避免后遗症请尽快就诊。

该病的体征有哪些？

阴囊处突发的剧烈疼痛，有时疼痛可向腹股沟区放射，导致行路困难。睾丸充血、胀大并上移。但与附睾炎不同，睾丸扭转不会有发热症状，因其不是感染性疾病。除了以上症状，还可伴有恶心呕吐，尤其发生在儿童身上。当发生一侧睾丸疼痛并且您对病情不能确定的时候，最好还是立即拨打急救电话。

这是什么病？

睾丸扭转也称为精索扭转，精索即连接输精管与睾丸，并将精子传输到阴茎内

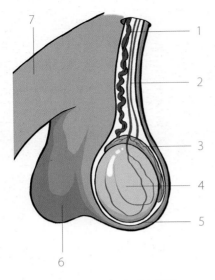

1. 精索静脉　　5. 睾丸鞘膜
2. 精索动脉　　6. 阴囊
3. 附睾　　　　7. 阴茎
4. 睾丸

睾丸及其血供

有没有危险性？

该病预后较好，但在出现初始症状后最多6小时内请尽早就诊。因为若是手术治疗不及时，睾丸可能会遭到永久性破坏——睾丸的坏死及萎缩。

如何治疗该疾病？

首先考虑进行外科治疗，可在超声检查之后进行手术。手术目的主要在于将扭转的精索复位。

在等待医疗急救队期间应该做些什么？

成人在没有禁忌症的情况下可服用镇痛药缓解疼痛（500mg扑热息痛联合20mg可待因）。

如何预防该病的发生？

由于是解剖因素导致易患该病，所以很不幸，我们无法预防该疾病。

的结构。此时睾丸的血供发生障碍，血液循环被切断（上图）。一些解剖因素，例如睾丸系膜过长，易导致睾丸在阴囊内难以固定，故易发生机械性的睾丸扭转。除了解剖结构因素，也可以由青春期睾丸迅速发育而导致。

该病常见吗？

该病还是比较少见的，4000个男孩中仅有4人患病。虽然各个年龄均可发病，但还是高发于婴幼儿、儿童及青少年。

我胸痛

如果说有一种疾病需要严肃对待，那说的便是胸痛了！自发的胸痛有时是十分危险疾病的表现，若没有及时治疗可能会丧命。其中最危险的疾病便是心肌梗死，这是所有急诊科医生都无法摆脱的急症。发生心梗时，一分一秒都不能拖延，立即拨打120急救电话！

胸痛自查表：

- ❑ 胸痛是否是在没有外伤的情况下突然发生的？
- ❑ 疼痛是发生在胸部中央，下起于下方肋骨，上至颈部的区域内还是发生在胸部两侧边？
- ❑ 除了胸部疼痛外，还有其他地方有放射痛吗？如果回答是，疼痛是向下颌、左臂或是手部放射吗？
- ❑ 胸痛的同时是否伴有出汗、苍白、呕吐等不适或是有“不行了”的感觉？
- ❑ 是否有前胸压榨感？

➧ **如果您符合以上至少一条情况的话，请仔细阅读以下内容！**

主要症状

不太严重的症状

▶ 请咨询您的家庭医生

- ➧ 单发的胸痛，由手臂动作或是过分牵拉导致
- ➧ 胸痛在做某一动作时出现，随着动作停止而消失

严重的症状

▶ 需要立即去看医生或看急诊

- ➧ 无诱因下突发异常疼痛，位于胸部一侧，不伴有呼吸困难
- ➧ 胸口疼痛且能感到心脏的跳动
- ➧ 在已确诊的慢性疾病（例如心衰，详见P240）的背景下发生的胸痛

🚑 十分严重的症状

▶ 立即拨打120急救电话

- ➤ 不间断、持续数分钟的胸痛
- ➤ 胸部正中突发位置固定且异常的疼痛
- ➤ 胸痛伴有胸部压榨感
- ➤ 胸痛伴有以下一个或多个方向的放射痛：向下颌、左肩、左臂、两侧手腕（感觉像是戴着手铐般疼痛）
- ➤ 胸痛伴有不适感，并最终有大量出汗或是恶心等症状
- ➤ 一侧肋骨下方有固定的疼痛，并伴有呼吸急促或是呼吸困难

以胸痛为表现的主要疾病

🩺 严重的疾病

▶ 紧急医疗建议

🩺 心包炎

心包炎往往是良性疾病且预后好，但请小心疾病的复发以及严重的并发症。

该病的体征有哪些？

在平静状态下，胸骨后或是胸部两侧的肋骨后有中等程度或剧烈的疼痛，并且有透不过气的感觉。疼痛可向颈部、肩膀、手臂放射，并持续数小时。心包炎疼痛的特征之一是疼痛与呼吸或体位有关，当深吸气、咳嗽或仰躺时疼痛加重；当坐姿稍前倾（右图）时疼痛减轻。心包炎还常会伴有发热（38～39℃）。并且，心包炎常发生在感冒或是耳鼻喉感染后的数天。患有慢性病的患者要注意自己是否有呼吸困难或下肢水肿的表现，这可能是心包炎的前驱症状。

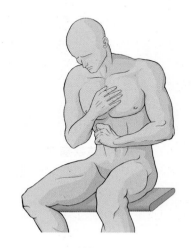

前倾坐位

这是什么病？

心包炎即指包裹心脏的那层薄膜的急性炎症。炎症往往导致心包与心脏之间有液体产生，所以被称为心包积液。炎症往往由病毒引起，也就是病毒性心包炎。但心包炎也可发生在患有红斑狼疮、癌症或是结核的病人身上。

该病常见吗？

不，并不太常见（因胸痛住院的病人中平均仅3%为急性心包炎）。但鉴于心包炎有许多不典型的发病，所以该数据可能被低估了。此外，慢性病患者是发生心包炎的高危人群。

有没有危险性？

急性心包炎几乎不严重，但请注意，仍有20%～30%的患者在初次发病后的数周或数月内可有复发。心包炎还可能发生致命的并发症：心包填塞，是由于心包与心脏之间积聚的液体压迫了心腔所导致。心腔受压继而影响心脏的泵血功能，故有导致心脏骤停的危险（详见P246）。但好在这种危及生命的心包填塞还是十分罕见的。

如何治疗该疾病？

一旦经心超确诊了心包炎并且排除了心包填塞的可能，该病预后非常好。医生会开具抗炎类药物或是秋水仙碱。

在等待医生建议期间应该做些什么？

在没有用药禁忌症的情况下可以服用1000mg阿司匹林以抗炎镇痛。

如何预防该病的发生？

在感冒及耳鼻喉感染后请小心心包炎的发生。对于慢性病患者，当有呼吸困难或是下肢水肿时也请注意此病。

᭡ 肺炎（或肺部疾病）

肺炎是常由肺炎球菌引起的一种肺部细菌性感染疾病，预后一般较好。但请注意老年人或是慢性病患者可能发生的并发症。

该病的体征有哪些？

位于胸部一侧（有时也可以是双侧）的疼痛导致轻微用力时便有呼吸困难的感觉（P64图）。疼痛往往伴有高热及寒战，有时还可有咳嗽、咳暗绿色痰等症状。肺炎还可导致恶心、呕吐及腹泻。

这是什么病？

肺炎是由细菌引起的急性肺组织感染，肺炎球菌最常见。细菌可经呼吸道、口腔

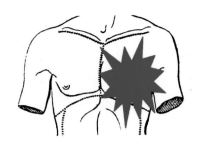

或是耳鼻咽喉部进入肺内，并在肺内定植，产生炎症。结果：肺泡内充满脓液和液体，渐渐形成一个感染灶（下图）。

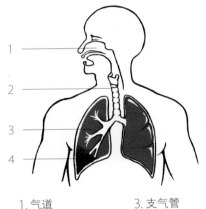

1. 气道 3. 支气管
2. 气管 4. 肺炎

肺炎

该病常见吗？

美国每年平均有600万人感染肺炎。虽然法国没有官方统计数据，但在急诊中2%的人是因肺炎就诊。肺炎若发生在老年人或是患有导致免疫力低下的慢性病（糖尿病、艾滋病、癌症）患者身上，情况就严重得多。

有没有危险性？

在住院期间感染的肺炎称为医院获得性肺炎（肺炎是常见的院内感染），而在医院之外感染的肺炎则称为社区获得性肺炎，一般后者预后较好。但请注意，老年人、患有导致免疫力低下的慢性病（糖尿病、艾滋病、癌症）、肺部疾病（例如慢性阻塞性肺疾病，详见P226）或是心功能不全（详见P240）的患者发生肺炎，情况就严重得多。

如何治疗该疾病？

抗生素治疗该病很有效，一旦经影像学确诊了是肺炎，便可以开始服用抗生素，往往肺炎可以得到治愈并且不留有任何后遗症。

在等待医生建议期间 应该做些什么？

在没有用药禁忌症的情况下可以服用1000mg扑热息痛以解热镇痛。

如何预防 该病的发生？

小心肺炎的前驱症状，尤其是其中一些有警示意义的症状：突然发热伴咳绿痰、感到呼吸较往常困难。有这些症状时请立即就医！

🔍 心动过速

该病往往是突然发作，且十分常见，大多数情况下为良性疾病。但仍请保持警惕，因为心动过速背后可能隐藏着更严重的疾病。

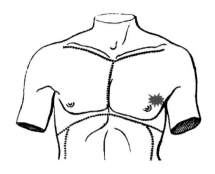

心动过速引起的胸痛

该病的体征有哪些？

心动过速常表现为胸部固定位置的疼痛，往往位于左侧（上图），有时疼痛可导致有心慌感。如果疼痛是突然发作的，并且在停止后有想排尿的感觉，那说明问题不是很严重，咨询您的家庭医生即可。反之，若是胸痛持续时间很长并且伴有不适感，请立即拨打120急救电话，因为这可能是严重的心律失常。

这是什么病？

从医学上的定义来讲，心动过速是指每分钟心跳超过100次（正常时心率为50～100次/分）。

该病常见吗？

实际上所有成人一生中都至少会经历一次心动过速，可能不是在剧烈运动之后发生。心动过速大多数情况下是个良性疾病，往往与压力、焦虑有关，甚至有时发热也可导致心动过速。心动过速还可发生于患有心律失常疾病的患者身上，例如阵发性心动过速、房扑或是房颤患者。患有慢性心脏疾病的病人，例如缺血性心脏病或是心功能不全，也易发生此病。

有没有危险性？

大多数情况下没有危险性，但也存在个别严重的情况，我们称之为室性心动过速。往往发生在患有慢性心脏疾病的病人身上（例如缺血性心脏病或是心功能不全），但好在这种情况十分少见。

如何治疗该疾病？

该病需进行心电图检查（在家、在诊所或是在医院急诊），一旦经心电图确诊，绝大多数情况下都有十分有效的治疗方法，医生会开具抗心律失常药物，例如 β 受体阻滞剂。但仅靠药物治疗往往不能根治，有时需采用射频消融术（一种可以使局部心内膜及心内膜下心肌凝固性坏死，达到阻断快速心律失常异常传导束和起源点的介入性技术）来治疗。在更严重但同时也很少见的情况下，若发生在心脏病患者身上，医生会使用体外电除颤法来治疗该病。

在等待医生建议期间
应该做些什么？

若心动过速是突发突止的，还没看医生前就自发停止了，那便没有什么特别的需要做。而发生阵发性心动过速的患者，可以采用简单的方法进行自我治疗：在深吸气后，闭紧嘴巴捏住鼻子屏气，再用力做呼气动作——就像我们在飞机上耳朵堵住时做的那样，该方法称为 Valsalva 动作。

如何预防
该病的发生？

减压、好好休息是最有效的预防良性心动过速的方法。

🚑 十分严重的疾病
▶ 紧急医疗建议

🚑 胸主动脉夹层

常发生于患有慢性高血压的病人，该病比心肌梗死少见很多，但却同样危险。患有遗传性疾病的病人也请小心，因为某些遗传性疾病易发生胸主动脉夹层。

该病的体征有哪些？

胸部正中突发疼痛，伴有压榨感。但是，与心梗不同，主动脉夹层导致的疼痛还可放射至背部，或是向下到腹部（右上图）。

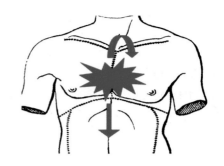

胸主动脉夹层发生时疼痛的范围

同时还常会有全身不适症状，例如大汗及恶心。一侧肢体的麻痹或无力也时有发生。

这是什么病？

主动脉夹层是由于主动脉内膜撕裂导致，主动脉起于左心室，其内运送的血液供血整个机体。内膜的撕裂导致腔内血液进入主动脉中膜，形成主动脉壁的真假两腔分离状态（下图）。假腔的破裂可能导致急性大量失学，可在短时间内致死。主动脉夹层主要发生在血压控制差的高血压患者身上。

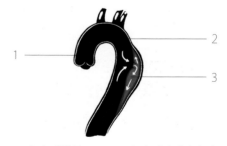

1. 主动脉弓　　　　3. 主动脉膜内血肿
2. 主动脉

主动脉夹层的解剖

该病常见吗？

法国每年发生该病的人数在300～600人，简直不能和心梗的发病率相提并论。患者多为50岁以上的慢性高血压患者。但它也同样可发生在有先天遗传因素的年轻人身上，例如马方综合征患者。

有没有危险性？

和心梗一样，这是个绝对的急症：主动脉夹层的存活率取决于救治患者的速度，时间拖得越久，该患者存活下来的概率就越渺茫。但要知道，在任何情况下，即使需要手术治疗，也是存在一定风险的。

如何治疗该疾病？

病人会被送至心血管外科，因为通常都需要手术治疗。我们可用人工血管代替破损的主动脉，或是采取创伤性更小的操作：植入支架以堵塞破损处内膜。支架在心梗的治疗中也常有使用。但由于手术有严格的禁忌症与适应症，故并不是所有情况下都可以进行急诊手术。

在等待医疗急救队期间 应该做些什么？

在等待期间尽量保持不动，需要绝对的静止及休息。

如何预防 该病的发生？

请监测好您的血压，尤其是慢性高血压病患者。现在在药店可以买到价格适中的血压测量仪，方便患者在家就能实时监测自己的血压。

🚑 肺栓塞

肺栓塞多发生于老年人，但预后较好。前提是需要及时救治，不然仍可能导致致死的并发症。

该病的体征有哪些？

疼痛局限于侧胸一点，同时伴有呼吸困难：喘气急促，甚至喘不上气。有时患者还可有发热、痰中带血等症状。在老年人中，突发的不适很可能是该病的前驱症状。

这是什么病？

肺栓塞是由于下肢静脉内的血凝块随着静脉血回心后，突然堵塞于肺动脉内导致。（P68图）结果就是：血液不能通过肺而获得氧气。有许多因素都可促发肺栓塞：长途飞行（长于5个小时）、近期手术、下肢绑石膏、静脉炎病史或是服用避孕药。

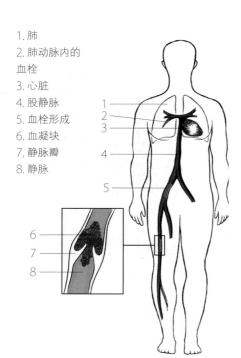

1. 肺
2. 肺动脉内的血栓
3. 心脏
4. 股静脉
5. 血栓形成
6. 血凝块
7. 静脉瓣
8. 静脉

该病常见吗？

患肺栓塞的风险随着年龄增长而增长。50岁时患该病的概率为0.5%，但到了80岁就飙升至10%，所以越是年纪大的老人越是要注意一些细微的症状。

有没有危险性？

若是肺栓塞得到及时救治，可以很快治愈。反之若拖延了治疗，有近1/3的可能导致死亡。

如何治疗该疾病？

治疗以促进血液流动的药物为主，也就是我们常说的抗凝药。在医院时开始服用，出院后回到家中需继续服药。

在等待医疗急救队期间应该做些什么？

在等待急救队到来前请保持绝对的静止休息状态，不要随意活动。

如何预防该病的发生？

对于降低患该病的风险，仍有不少有效的措施。以下是3种需要注意的情景：

- 长途飞行期间：不要一直保持不动，即使是坐着也要时不时活动下下肢，不要喝酒并请穿弹力袜。
- 下肢有绑石膏的话：平躺着时请把患肢抬高（不管白天黑夜），还要保证不能整天都躺着，需要起来活动下。
- 小腿后方突然出现疼痛：可能是静脉炎（详见P36），但静脉炎最后也可并发肺栓塞，所以请尽快就诊治疗。

🚑 心肌梗死

作为成人猝死病因的首位，心肌梗死以胸前突发剧烈疼痛为特征，也就是人们常说的心梗发作。心梗可谓是急症之王，因为若错过救治的黄金时间，会留有严重的后遗症甚至是死亡。所以在疾病有初发症状时就应立即采取行动。

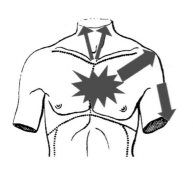

1. 红细胞
2. 血栓形成
3. 动脉粥样硬化病变
4. 下腔静脉
5. 主动脉
6. 冠状血管
7. 心肌

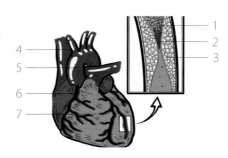

心肌梗死

该病的体征有哪些？

胸部突发绞痛，有胸口压了块铁块的感觉。疼痛部位一般位于两乳中间，胸骨后方的位置，有时疼痛还可向下颌、左肩、左臂以及两侧手腕（是两侧，不只是左侧）放射。胸痛常伴有强烈的不适感，大汗以及恶心甚至是呕吐。心梗发作的持续时间不定，从十几分钟停止到数个小时仍无缓解都有可能。

这是什么病？

心肌梗死是心脏缺血缺氧所引起的心肌细胞不可逆性坏死。治疗时间拖延得越久，后遗症就越严重。心脏缺血缺氧是由于冠状动脉 —— 供给心脏营养的血管 —— 壁的破损处有血栓形成导致血管堵塞。该病多见于有心血管疾病危险因素的患者，例如高血脂、糖尿病、吸烟、高血压患者等。

该病常见吗？

不幸的是，心梗是个常见病：每年有十几万例心梗发作，其中有将近1/4的人死亡，这也是成人猝死的首位病因。疾病的高发年龄为65岁（女性）及55岁（男性），并且男性发病率是女性的2～3倍。要注意：该病多发生于过度劳累及有心血管疾病危险因素的人身上（糖尿病、高血脂、高血压、吸烟、压力等）。

有没有危险性？

心梗是个绝对的急症，因为其可导致猝死。在每年发生的十几万例心梗中，有10%在心梗发作后1小时内便出现了心跳骤停（详见P246），每拖延一秒，患者获救的概率就下降一分，每年都有25000人左右死于心梗。幸运的是随着胸痛中心的建立以及新治疗方案的出现，接诊病人的速度得到了提升，院内病人的死亡率大大下降。

相比2011年时院内患者死亡率仍有7.4%，如今死亡率已降至5%以下（4.7%）。

如何治疗该疾病？

一旦经心电图确诊是心肌梗死，治疗起来并不困难。大体有两种治疗方式，一是注射纤溶药物以溶解冠状动脉内的血栓——故我们称之为溶栓术；或者我们将病人转运至介入手术室，采用机械的方法捣碎并取出血栓，随后我们在冠状动脉内放入支架撑开动脉保证血流供应顺畅——我们称之为血管支架术。

在等待医疗急救队期间 应该做些什么？

避免一切活动，保持绝对的静止及休息。您也可以在医疗急救队医生的指导下服用250～500mg阿司匹林。

如何预防 该病的发生？

要想预防该病，需在一些生活饮食习惯上下功夫，尤其当您已经有心血管疾病危险因素时。

保证每天规律运动（例如走路30分钟）；肥胖的人请控制饮食；摄入健康的食物；控制血压以及血脂。对于那些过度工作的人，请保证时不时花点时间放松休息下。

🚑 气胸

气胸是指气体从胸膜破损处进入胸腔，导致胸腔内积气。典型症状为突发胸痛伴呼吸困难，为了避免急性窒息，气胸需要急救治疗。

该病的体征有哪些？

静息状态下，胸部一侧或双侧出现痉挛样疼痛或是刀刺样疼痛。在吸气时加重，导致呼吸困难的同时常伴有轻咳。呼吸困难的症状在数小时内可自行缓解，但在以下情况中呼吸困难可持续存在：严重气胸，两侧肺都受累；患者已有基础肺部疾病。此时患者可能发展成呼吸窘迫。

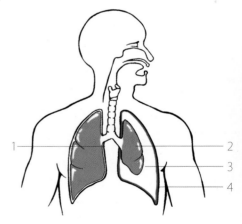

1. 肺　　　　3. 脏层胸膜
2. 塌陷的肺　4. 壁层胸膜

气胸

这是什么病？

气胸是指气体通过胸膜破损处进入胸腔，于是胸腔内压力升高以至于压迫肺脏使其萎陷。结果：患者可有呼吸困难，突发的胸痛（P70图）。气胸往往是自发的，也就是说不是继发于其他呼吸疾病的。但胸腔受到外伤或是有严重肺部疾病，例如肺气肿、肺癌（有时气胸的）的基础上再发生气胸，我们则称之为继发性气胸。但无论是自发还是继发的，气胸仍是个危及生命的疾病。

该病常见吗？

不是由外伤引起的气胸是比较少见的疾病，尤其好发于年轻男性。美国每年男性的气胸发病率约为10万人中20例，而女性则10万人中不到6例。此外，吸烟的人比不吸烟的人发生气胸的概率高了20倍！

有没有危险性？

气胸最危险的一点就在于它能够导致窒息——我们称之为张力性气胸——甚至是致死。好在这种情况十分少见，但是为了规避风险，当出现胸痛伴呼吸困难的时候请提高警惕。还要注意该病容易复发：25%发生气胸的患者在接下来的2年里会复发（6年里复发的概率则为50%）。

如何治疗该疾病？

原则是要尽快将胸腔内的气体排出，我们会将引流管从皮肤处插入胸腔内以引流气体。该操作一般都应在医院内进行，也可以在配有针的急救车内实施。一旦气体被引流出来，一切都可恢复正常，萎陷的肺也可恢复至原本状态。无论怎样，气胸需进行胸部X线以确诊，有时也可进行超声检查或是CT。若气胸反复发作，还可采取手术的治疗方式，将破损脱落的胸膜修补好。

在等待医疗急救队期间应该做些什么？

保持让患者舒服的体位，如果患者不愿意不要迫使其躺下！一般来说，患者多愿意采取前倾坐姿。

如何预防该病的发生？

很难说有哪些确切因素可以降低气胸的发生率，但仍有几条建议可预防气胸的复发：
- 戒烟，因为吸烟是该病的主要危险因素之一。
- 若您有易患气胸的高危因素，避免需要剧烈呼吸的运动（海底潜水或是演奏管乐器），还请不要在高纬度地区久居。

我头痛

头痛是十分常见的症状，尤其是在女性患者中。头痛可能是由于颅脑外伤引起的，但在这本书里我们不涉及创伤学。而对于其他疾病引起的头痛，需要区分以下两者：习惯性偏头痛，常规药物治疗有效；异常头痛，疼痛时间持续更久并且对常规药物有耐药性。对于药物治疗无效的头痛请保持警惕，因为症状背后可能隐藏着严重的疾病。

■ 头痛自查表：

☐　疼痛是否从眼部开始，并向半张脸放射？

☐　您是否同时伴有发热、脖子痉挛或是感到异常疲惫？

☐　您是否恶心伴有喷射样呕吐？

☐　头痛是不是突然发生，并且一下子感到从未有过的疼痛？

☐　您是否有神经系统症状：肢体瘫痪、意识障碍、嗜睡或是不能正常说话？

➤　**如果您符合以上至少一条情况的话，请仔细阅读以下内容！**

■ 主要症状

❋ 不太严重的症状

▶ 请咨询您的家庭医生

➤ 偏头痛病人头痛复发

➤ 50岁以上的患者感到中等强度的头痛，不伴有恶心呕吐

➤ 中等强度的头痛，不伴有恶心呕吐，并且在发生后4小时后自行缓解

➤ 在暴露于阳光下过长时间后，感到头痛、恶心并对光线敏感

⚕ 严重的症状

▶ 请立即看医生或是看急诊

➤ 50岁以上的患者突发异常头痛

➤ 异常头痛伴有恶心呕吐

➤ 头痛伴有低热

➤ 异常头痛，光照后加重且对常规治疗无效

以头痛为表现的主要疾病

🩺 **严重的疾病**

▶ **紧急医疗建议**

🩺 偏头痛发作

典型的偏头痛并不是什么严重的疾病，但常规用药无效的偏头痛发作便需要咨询医生，尤其是伴有神经系统体征时。

该病的体征有哪些？

取决于偏头痛的类型。无先兆偏头痛是最常见的偏头痛类型，约占80%。头痛多位于一侧额颞部，疼痛的剧烈程度呈周期性，像是心脏在脑内搏动般。体力劳动、光线，甚至声音可加重疼痛，有时还可伴有恶心呕吐，整个病程持续4个小时到3天不等。但注意，无先兆性偏头痛不伴有任何神经系统症状。相反的，有先兆偏头痛可导致视力障碍（闪光、亮线、暂时性失明）、言语障碍以及感觉障碍，有时甚至还

可感到肢体开始麻痹。奇怪的是，肢体麻痹往往发生在头痛的另一侧（例如右边头痛的患者，肢体症状发生在左侧）。这些神经系统症状往往在1小时之内消失。但注意，如果超过了1小时仍有以上症状，此时可能不是偏头痛发作，而是更为严重的脑卒中发作，需要急救处理（详见P154）。

这是什么病？

偏头痛发作的病因至今未明，可能是由于中枢神经系统调控的脑血管功能障碍导致。大量神经信号的调控下的脑血管产生了不一致的反应。

该病常见吗？

十分常见，偏头痛困扰着超过1/6人群，其中绝大多数为成人。90%的人在40岁以前发病，并且该病在女性中更多见（女性患者占了3/4），原因是月经来潮时激素的变化。所以女性在绝经后，偏头痛的发作大大下降。同时，压力大的人也更容易发生头痛。

有没有危险性？

偏头痛发作并没有什么很大的危险性，但该病容易迁延成慢性病。其定义为连续3个月，每个月超过8天有偏头痛发作，这种情况下便会严重影响人们的日常生活。

如何治疗该疾病？

为了达到更好的疗效，越早开始治疗越好。可以先从服用伴/不伴有非甾体类消炎药的镇痛药开始，随后还可加用止吐药。针对尤为剧烈的偏头痛发作还有更特殊的药物（例如曲坦类药物），但这些药物为处方药，因为有时服用这些药会产生副作用。

在等待医生建议期间
应该做些什么？

服用扑热息痛1000mg以镇痛，若疼痛难以忍受，在没有用药禁忌症的情况下可以联合服用300mg扑热息痛及20mg可待因。

如何预防
该病的发生？

建议您拿出本子记下所有可诱发偏头痛的因素（食物、压力、月经周期、情感应激），以便尽早治疗。您也可以通过改变饮食生活习惯：减少饮酒及不消化的食物（酒精尤其是白葡萄酒、油脂……），白天勤喝水，多锻炼排解压力，还请保证规律的睡眠，并且减少日晒。

丛集性头痛

丛集性头痛可引起脸一侧十分剧烈的疼痛，是较少见的一种头痛。该病的确诊往往很迟，但请放心，该病有有效的治疗方法。

这是什么病？

该病是由于三叉神经 —— 支配面部感觉的神经 —— 受压于扩张的血管而导致。

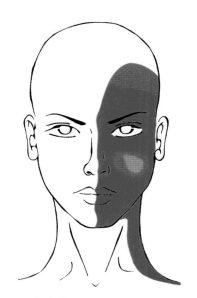

丛集性头痛的疼痛范围

该病的体征有哪些？

疼痛从一侧眼部开始，并逐渐放射到半张脸，有时还可引起肩膀的疼痛，但疼痛都是在身体同一侧蔓延（上图）。疼痛的剧烈程度在几分钟内快速上升，患者可感到脑袋被碾碎、被灼烧的感觉。发病持续时间较短（15～180分钟），发作时常伴有以下症状：流泪、眼睑肿胀或下垂、流涕、大汗或者是全身激惹状态。

该病常见吗？

与偏头痛在女性中多见相反，丛集性头痛易发于年轻男性。但该病相比头痛还是很少见的，患病率仅为0.5%。

有没有危险性？

由于疼痛症状会自行消失，所以丛集性头痛不会带来生命危险。但由于疼痛过于剧烈，往往是难以忍受的程度，患者通常需要就医治疗。丛集性头痛的复发也是一大问题，发作可持续2～3个月。更糟糕的是，有10%～20%的患者可发展成慢性丛集性头痛。

如何治疗该疾病？

该病的特殊治疗需在医院内进行。医生会给患者皮下注射舒马曲坦，并予以病人面罩下高流量吸氧。

在等待医生建议期间
应该做些什么？

在没有用药禁忌症的情况下，服用更强效的扑热息痛300mg联合可待因20mg。在发作期间请严格戒酒！

如何预防
该病的发生？

对于慢性丛集性头痛患者，存在根治性疗法。复合的特殊药物需在专门的科室配得（疼痛科或是神经内科）。如果您预约了这两个科的门诊，若是此前您的家庭医生已确诊您是丛集性头痛，您需要再和门诊医生确认自己是为了该病而来。

🦠 脑膜炎

常由病毒引起，但没有什么危险性。但还是请保持警惕，因为脑膜炎也可由细菌引起，此时便需要尽快用抗生素治疗以免留下后遗症。

该病的体征有哪些？

不管是细菌性还是病毒性脑膜炎，最初的症状都与流感十分相似：感冒、极度乏力、浑身酸痛……随之而来的是剧烈的头痛及高热，还会有颈强直、疲乏、有时还会有喷射性呕吐（病人无法控制自己）。和典型偏头痛很像，光和声音可使头痛程度加剧，而采取蜷缩体位时头痛则可减轻。发生这些症状的患者需要立即去看医生，注意：当皮肤上出现红紫斑的时候，则可能是更为严重的脑膜炎，我们称之为暴发性紫癜（详见P132）。

这是什么病？

脑膜炎即是脑膜的炎症反应（脑膜为脑表面的一层薄膜），超过70%的情况是由病毒引起的。大多数情况下该病是良性疾病，但有时也可由细菌（肺炎球菌、脑膜炎球菌、李氏杆菌属）穿过血脑屏障后导致。当脑膜炎是继发于耳鼻咽喉部的感染（中耳炎、鼻窦炎、牙齿感染、鼻炎）时，情况就更加严重。

该病常见吗？

并不十分常见。呈小范围流行性发病，100万人中约有30人发病。但由于儿童、青少年、年轻人群聚在托儿所、学校内，所以更容易发生脑膜炎的流行。例如脑膜炎球菌引起的细菌性脑膜炎，仅需要一个喷嚏或是1米以内的咳嗽就足以将细菌传染给别人。脑膜炎还多发于从流行病区旅游回来的人身上。

有没有危险性？

对于平时免疫力较强的病人，病毒性脑膜炎并没有什么危险性。相反，细菌性脑膜炎，往往具有传染性也更加令人头疼。细菌性脑膜炎的预后取决于应用抗生素治疗的早晚。需要注意的是，拖延治疗可能导致留有严重的神经系统后遗症。更糟的是，在不治疗的情况下还可能致死，成人的致死率约为30%。

如何治疗该疾病？

为了确定病因，我们需要做一个腰穿：用一根针穿入两节脊柱之间，抽取脑脊液，脑脊液为营养着神经系统的液体。病毒性脑膜炎对抗生素治疗无效，该病可在2周左右自愈。但我们仍会予以病人抗病毒药物，例如治疗疱疹病毒引起的脑膜炎。相反的，细菌性脑膜炎则需要住院使用大剂量抗生素治疗。

在等待医生建议期间
应该做些什么？

在没有用药禁忌症的情况下可以服用扑热息痛1000mg以降热。但请不要服用阿司匹林，因为此药会促进血液流动，若脑内有出血性损伤则可能导致脑出血。

如何预防
该病的发生？

– 有一些脑膜炎可继发于耳鼻咽喉部感染，所以幼童发生呼吸道感染以及中耳炎时请不要拖延治疗。

– 在该病流行期间，请勤洗手，不要共享食物、饮料、牙刷、香烟甚至是口红。

– 若是密切接触了由脑膜炎球菌引起的脑膜炎患者，请预防性应用抗生素治疗。

– 现在有疫苗可预防B型脑膜炎球菌、肺炎球菌以及流感嗜血杆菌引起的脑膜炎。但疫苗也只能预防一部分的细菌，没法预防全部易感菌属。

十分严重的疾病

脑膜出血（出血性脑卒中）

同为脑血管意外，出血性脑卒中比缺血性脑卒中来得凶猛许多（详见P154）。病人可有突发的剧烈头痛，需要拨打120急救电话紧急救治。

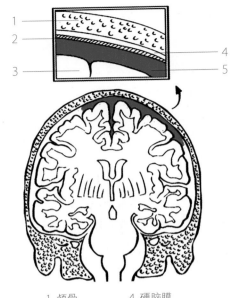

1. 颅骨
2. 蛛网膜
3. 脑组织
4. 硬脑膜
5. 出血

脑膜出血

该病的体征有哪些？

突发的剧烈头痛，沿着脖子向下放射。往往还可伴有恶心、呕吐、畏光，全身症状明显，有时还可导致意识障碍甚至是昏迷。与脑膜炎不同，出血性脑卒中不会伴有发热。

这是什么病？

作为一种脑血管疾病，出血性脑卒中是指脑脊液（营养脑组织及脊髓的液体）中积血。供氧给覆盖在大脑表面的脑膜的血管破裂，导致血液积聚在颅内，压迫脑组织并使颅内压增高（右图）。此时有随时致死的风险。血管的破裂往往与脑血管畸形有关，我们称之为动脉瘤破裂。但也可以由高血压、服用抗凝药物或是颅脑外伤引起。

该病常见吗？

幸好，该病不常见！据统计，每10万人中仅不到20例发生。但是高血压患者以及服用抗凝药物的患者比常人发生出血性脑卒中的概率要高。总的来说，每年仍有数千人因该病住院。

有没有危险性？

该病发生得越是急骤，就越为凶险，最严重的情况下可直接导致猝死。不管怎样，抢救的速度及质量密切影响着患者的预后，一发现该病应立即拨打120急救电话。

如何治疗该疾病？

首先在神经外科进行CT扫描以确诊该病，随后予以患者降低颅内压的药物。也可以采取手术的方式来减压。最终需要进行止血，在破裂出血的血管内伸入小导管，再经导管放入材料填补动脉破裂的缺口。

在等待医生建议期间
应该做些什么？

使患者保持自主体位，置于安静的环境中。尤其要注意不要给患者吃东西或是喝水。若是患者失去意识，要使患者保持急救侧卧位（详见P250）。

如何预防
该病的发生？

要预防该病十分困难，但我们仍有一些建议：

– 控制危险因素，尤其是吸烟、酒精及毒品。高血压患者请监测好血压。
– 若是需要长期服用抗凝药物，请严格把控用法用量。
– 若您检查出有动脉瘤或是脑血管畸形，可在医院内做预防性手术（神经外科、介入神经放射科）。

我腹痛

腹痛是急诊就诊的主要原因之一，但请放心，40%的情况为"功能性肠病"，也就是普通的肠道功能紊乱。但还是请保持警惕，因为有一些引起腹痛的疾病需要紧急手术治疗，还要注意腹痛背后可能隐藏着严重的疾病。另外，怀孕的妇女在孕期发生腹痛尤为需要注意（详见P210）！

■ 腹痛自查表：

❑   您是否同时伴有发热？

❑   您是否有便秘？

❑   您是否同时有排尿困难？

❑   您的小便中是否带血？

❑   腹痛是否引起了强烈的全身不适？

❑   您的皮肤和巩膜（眼白）是否有发黄？

❑   除了来月经外，您是否有失血（即使是微量出血）？

❑   您是否怀孕？

➤   **如果您符合以上至少一条情况的话，请仔细阅读以下内容！**

■ 主要症状

❈ 不太严重的症状

▶ 请咨询您的家庭医生

➤ 腹部有孤立的、反复发生的、疼痛程度不定的疼痛

➤ 腹痛在排气排便后可缓解

➤ 持续数日的腹痛但不伴有排便异常（没有便秘也没有腹泻）

⚕ 严重的症状

▶ 请立即就医或是看急诊

➤ 腹部疼痛向会阴部放射

➤ 腹痛伴有以下症状中的一个或数个：

● 发热、即使不是高热

● 腹胀，伴胀气感

● 排尿困难

- 便秘，但仍有排气
- 尿中带血
- 皮肤巩膜黄染

🚑 十分严重的症状

▶ 请立即拨打120急救电话

- ➤ 腹痛剧烈难以忍受，同时伴有全身不适症状、皮肤苍白及大汗
- ➤ 腹痛伴有完全排气排便停止，有时还可有剧烈的呕吐，呕吐物呈恶臭味
- ➤ 在孕初期或是不处于月经期，下腹部有突发的疼痛同时伴有失血（即使是微量出血）（详见P120）
- ➤ 怀孕期间，下腹部发生剧烈疼痛伴有黑色凝固血流出（详见P206）

与腹痛有关的主要疾病

🩺 严重的疾病

▶ 紧急医疗建议

🩺 阑尾炎

是成人及儿童因腹痛就医的最主要病因，阑尾炎顾名思义即指阑尾的炎症。该病易发于30岁之前，一般情况下需要手术治疗。

该病的体征有哪些？

右下腹出现持续且剧烈的刀刺样疼痛，具体位置靠近右髂窝处（右图）。按压该部位会有压痛，且疼痛范围固定不向其他地方放射。阑尾炎发作常伴有恶心、呕吐以及肠道功能紊乱，便秘或是腹泻。患者还可有中度发热（38.5℃左右），同时伴有乏力。但请注意：阑尾炎有许多不典型的临床症状，这也就是为什么所有的腹痛伴发热都需严肃对待。

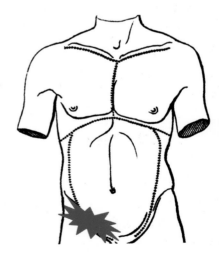

阑尾炎疼痛部位

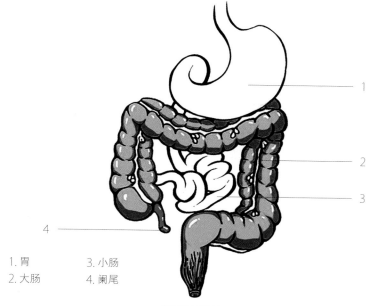

1. 胃
2. 大肠
3. 小肠
4. 阑尾

阑尾的解剖

这是什么病？

阑尾炎即阑尾有炎症，指有一包脓液在盲肠处形成。盲肠为大肠的起始部，大肠也称之为结肠（上图）。由于粪便的堵塞或是组织增厚，阑尾会变得肿胀，且有无数的细菌在其中繁殖生长。结果，炎症出现了，继而发生感染。若是不经处理，感染可在局部扩散，我们称之为阑尾包块形成。若是感染继续向腹腔内扩散，便可发展成阑尾性腹膜炎。

该病常见吗？

是的，很常见，这是成人及儿童因腹痛就医的最主要疾病。小于50岁因腹痛来看急诊的患者中有1/3为阑尾炎，高峰年龄段为6～30岁。总体而言，每年的阑尾切除术手术量为数众多，其中男性患急性阑尾炎的概率高达8.6%，女性则为6.7%。

有没有危险性？

几乎没什么危险性，死亡率不超过1/600。但在老年患者、延迟诊断或是对该病进行错误治疗后才会增加死亡风险。

如何治疗该疾病？

我们常通过腹部B超、腹部CT或是血常规来检测炎症的有无。绝大多数情况下治疗以手术为主（即阑尾切除术）。但有时也可靠服用抗生素解决问题。

在等待医生意见期间
应该做些什么？

在没有用药禁忌症的情况下，您可以服用1000mg扑热息痛以解热、2粒斯帕丰以镇痛。但请禁食禁水，因为随时可能进行急诊手术。

如何预防
该病的发生？

我们无法确定确实可靠的预防阑尾炎的方法。但是，健康均衡、富含膳食纤维的饮食可以通过促进排便而降低阑尾炎的发病风险。

🦠 急性胆囊炎

太常见了，急性胆囊炎即指胆囊的急性炎症，往往由胆囊结石导致。该病的治疗比较容易，但要小心其并发症可能很会严重。

该病的体征有哪些？

右侧肋骨下方（医学称右季肋区）或是脐上突发剧烈疼痛（下图）。当按压疼痛部位、咳嗽或是深吸气时疼痛会加剧。患者还可有中度发热，热度38℃左右。按压疼痛部分、咳嗽或是深吸气时疼痛可加重。

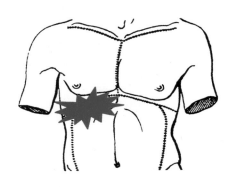

急性胆囊炎疼痛部位

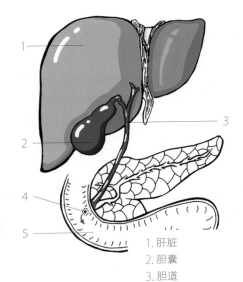

急性胆囊炎解剖

1. 肝脏
2. 胆囊
3. 胆道
4. 胆汁经胆总管流向肠内
5. 小肠

这是什么病？

胆囊位于肝脏下方，通过胆管向肠道内分泌胆汁（上图），当胆囊感染时我们称之为急性胆囊炎。往往是由于胆道结石嵌顿于胆管内，继而引发细菌感染。结果：胆囊分泌胆汁受阻无法再继续分泌胆汁。

该病常见吗？

很不幸，该病较为常见。近15%的成人在一生中都至少会得一次胆囊结石。胆囊结石本身不会引起什么特别严重的问题，但仍导致了每年十几万例的胆囊切除术。女性发生结石的概率是男性的2倍，在超重的人中概率更高，尤其是40岁以上人群。并且随着年龄的增长，该病的发病率也随之升高，80岁之后的发病率甚至高达60%！

有没有危险性？

急性胆囊炎预后较好。但请保持警惕，若是诊断延迟也可导致并发症，例如全身感染，此时情况就变得十分严重。

如何治疗该疾病？

通过腹部B超以确诊该病，在不确定时还可进行腹部CT检查。确诊之后便可在全麻下行胆囊切除术（可在使用抗生素治疗感染后进行）。现在多采用腹腔镜手术方式：在腹部几处打孔，伸入带有微型摄像头的器械以进行手术。

在等待医生意见期间
应该做些什么？

在没有用药禁忌症的情况下，您可以服用1000mg扑热息痛以解热、2粒斯帕丰以镇痛。但请禁食禁水，因为随时可能进行急诊手术。

如何预防
该病的发生？

– 健康均衡饮食，避免油腻饮食。
– 规律运动。
– 控制体重。
– 规律监测血脂水平。

🩺 肾绞痛

在成人中常见，尤其是男性。该病可引起剧烈疼痛，但预后较好。但还是请小心并发症，有时甚至可引起肾功能不全。

该病的体征有哪些？

下腹部近腰处突发剧烈疼痛，但疼痛起初位于一侧，或左或右，随后逐渐向生殖器处放射，疼痛程度不定（下图）。肾绞痛常伴有排尿困难，尿中带血甚至有不断想上厕所的尿频感。该病还可引起消化系统症状，例如恶心、呕吐或是便秘。这些症状都不会导致发热。但一旦有发热，虽然较少见，请立即去就诊，此时情况可变得严重。

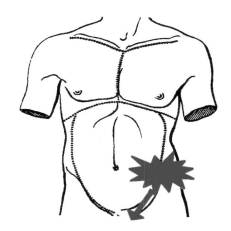

急性肾绞痛的疼痛部位

这是什么病？

肾绞痛的发生是由于尿路结石阻塞尿道所致，结石多为盐或草酸钙结晶。肾内形

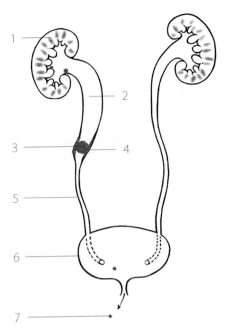

1. 肾
2. 肾盂
3. 输尿管结石
4. 炎症
5. 输尿管
6. 膀胱
7. 结石经尿液排泄

肾绞痛

成的尿液经由输尿管流至膀胱（上图），因此一旦输尿管被结石所堵，就会导致排尿受阻，于是堵塞处上游的输尿管及肾就会扩张扩大，继而出现腰腹部的疼痛。

该病常见吗？

是的，在发达国家，肾绞痛累及10%的人群，也占了急诊就诊原因的1%～2%。易发年龄段为20～60岁，其中30～40岁为高峰年龄段，尤其是男性，占了3/4。

有没有危险性？

肾绞痛预后较好，但是却很容易复发。初次发作后的20年内复发的概率高达75%。虽然并发症较少见但还是需要小心，仅有一个肾的患者若是发生了感染可能会导致肾功能不全。

如何治疗该疾病？

尿路结石大多数情况下可自行随尿液排出。此时仅需要镇痛治疗便足够（常为抗炎类药物）。但若疼痛持续不止，请前往医院就诊，可获得药效更强的镇痛药。在不确定具体病因时，医生还会开具一些检查以辅助诊断，例如实验室检查、B超甚至是CT。

在等待医生意见期间 应该做些什么？

在没有发热、没有用药禁忌症的情况下可以服用布洛芬类的非甾体类消炎药400mg。若疼痛不止，还可加用1000mg扑热息痛，请注意用药禁忌症。

如何预防 该病的发生？

— 多喝水促进结石经尿液排泄。但不要多喝矿物质水及含有丰富矿物盐的饮料（例如Vittel或是Contrex），多喝含有碳酸氢盐的饮料（例如Vichy Célestin以及Yves Saint-Yorre）。

- 减少盐的摄入（每日少于5g），少吃速食，尤其是含盐量高的。
- 多吃水果及蔬菜，尤其是含钾多的蔬果（香蕉、土豆、蚕豆……）可以帮助结石的排泄。
- 避免一切可促进尿路结石生成的食物：动物蛋白、咖啡、茶、白葡萄酒、巧克力、动物内脏、海鲜、红色水果以及一些蔬菜（芦笋、水芹、酸模、菠菜、茴香）。
- 药物也可以预防结石的形成。

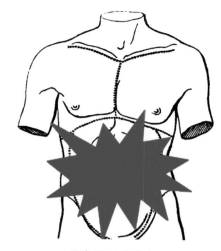

肠梗阻时的腹痛

 肠梗阻

是继阑尾炎之后第二大腹痛常见病因。肠梗阻若是及时处理预后较好，反之则有可能导致并发症的发生。

该病的体征有哪些？

腹部疼痛，半数情况下疼痛十分剧烈。疼痛部位多位于脐周，或下方或左部，或是弥漫性疼痛。但很少发生在右侧，这与阑尾炎恰恰相反。肠梗阻还可伴有其他症状：腹胀且有胀气感；呕出胆汁样内容物（呈黄色或淡棕色）或粪渣样物体（栗色像粪便一样），有时呕吐后疼痛可缓解；停止排便排气12～24小时（最后演变成无法排便）。

这是什么病？

肠梗阻是指肠道停止蠕动，往往是肠道内发生梗阻所致，肠道连接于胃与肛门之间

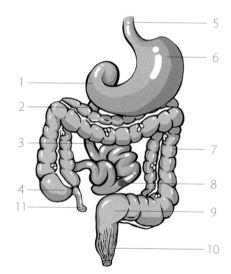

1. 十二指肠　　7. 降结肠
2. 横结肠　　　8. 梗阻
3. 小肠　　　　9. 乙状结肠
4. 升结肠　　　10. 直肠
5. 食管　　　　11. 阑尾
6. 胃

肠梗阻

（P87下图）。根据梗阻的部位不同，梗阻的发生和程度也不尽相同。小肠梗阻的概率是大肠梗阻的3～4倍，并且往往是机械性梗阻：手术后肠道粘连形成疤痕、疝或是肠道肿瘤所致。

该病常见吗？

肠梗阻是继阑尾炎后成人因腹痛就医的第二大病因，在急诊医生看来，肠梗阻占了所有急腹症的10%。高危人群为腹腔手术后患者，其发生该病的概率约为5%。

有没有危险性？

肠梗阻预后较好，但前提是需要在出现症状的最初几个小时内就诊。不然，患者可能面临着脱水以及肠道坏死的危险。还请注意该病的复发，复发率近10%。

如何治疗该疾病？

该病可经由腹部CT进行诊断。经确诊后医生会给病人从鼻腔内插入一根导管伸入胃内，我们称之为胃管，以助病人胃肠减压。同时还会给病人补液，接下来便是常规手术治疗，手术没有多大风险。

在等待医生意见期间应该做些什么？

在没有用药禁忌症的情况下，您可以服用1000mg扑热息痛以镇痛。但请禁食禁水，因为随时可能进行急诊手术。

如何预防该病的发生？

很不幸该病没有特效预防措施，但还是请多吃膳食纤维以及均衡饮食。

胰腺炎

最常由结石或是大量饮酒导致，该病较易治愈。但还是需要小心其复发，以及可能影响预后的并发症。

该病的体征有哪些？

脐上腹部突发剧烈疼痛，疼痛多难以忍受并向内部放射，有时还放射至右肩（P89上图）。同时患者还可有恶心、呕吐甚至是便秘的症状。患者多采取屈膝侧卧位以减轻疼痛。当患者出现发热，这表明并发症的出现！此时需要立即去看急诊并且患者可能需要住院治疗。

这是什么病？

胰腺是个腺体器官，位于腹部中央，并且具有两大功能：向肠道内分泌含有消化酶的胰液以帮助消化；分泌多种激素（最重要的便是胰岛素，可以帮助降低血糖）。而胰腺炎则是胰腺发生了炎症。引起胰腺炎的病因中最常见的为胆道结石，因其堵塞了胰腺向肠道分泌胰液的通道（P89

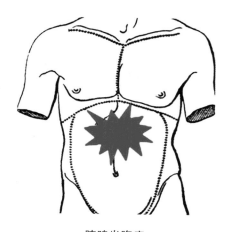

胰腺炎腹痛

下图）。胰腺炎还可由大量饮酒造成（多有十几年的饮酒史）。以上两大病因各占了40%，其他还包括一些药物也可引起胰腺炎（氯沙坦、门冬酰胺酶、美沙拉嗪……）

该病常见吗？

不，并不十分常见，但如今有增长趋势。胰腺炎高发于特定年龄段的人群（平均年龄为54岁），且男性更多见，约占了60%。

有没有危险性？

该病大致预后较好，但有些严重的情况也可致死，每年都有因胰腺炎死亡的人。还需注意胰腺炎的复发率较高，约30%左右。

如何治疗该疾病？

医生首先会给病人做腹部CT以及实验室检查以确诊胰腺炎。随后会予以病人镇痛治疗——强效的镇痛药，有时会用吗啡类药物。胆源性胰腺炎时，医生还会使用导管从自然孔道进入，取出嵌顿的结石，以助胰液的引流（称为内镜下十二指肠括约肌切除术）。无论何时，都需要患者严格禁食，保持空腹，若是由大量饮酒引起的胰腺炎则还需要戒酒。病人大都需要住院治疗，以便监测并发症的发生（感染或是其他脏器功能失调）。

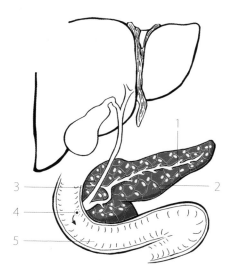

1. 主胰管
2. 胰腺
3. 胆管
4. 十二指肠壶腹部
5. 十二指肠

胰腺

在等待医生意见期间
应该做些什么？

在没有用药禁忌症的情况下，您可以服用1000mg扑热息痛以镇痛。

如何预防
该病的发生？

– 饮食及生活方式的注意事项同P85肾绞痛的预防。

– 若是由大量饮酒导致的胰腺炎，则需要戒酒。

– 若是由药物引起的胰腺炎，需要立即停药并在医生指导下换药。

– 有时可预防性做胆囊切除术。

🩺 胃十二指肠溃疡

胃十二指肠溃疡太常见了，该病治疗起来较容易。但也请小心其可能的并发症，例如胃穿孔导致的消化道出血。

该病的体征有哪些？

餐后2～3小时在上腹部（胸骨下方）出现痉挛样或饥饿痛（右图）。若进食可缓解疼痛，则往往提示是十二指肠溃疡，但有时也可以是胃溃疡。有时患者还会有胃部灼热感，一路沿着食管向上至口部（我们称之为反酸、烧心）。但请注意，当按压腹部疼痛加剧时，此时溃疡可能已穿破了胃壁

或是十二指肠壁，这也是溃疡最常见的并发症——穿孔。更加严重的情况为：呕吐物中出现鲜血（详见P118），或是大便中带血（详见P110），这是溃疡腐蚀了血管所致。此时情况十分危急，需要立即拨打120急救电话。

这是什么病？

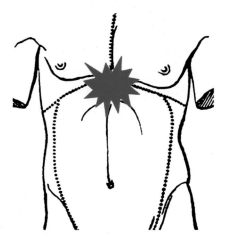

胃十二指肠溃疡疼痛

胃十二指肠溃疡是指消化道黏膜的破损，常发生在胃内壁或是十二指肠内壁。胃溃疡发生的机制为胃黏膜保护屏障功能减弱，或是胃酸、胆汁分泌过量。当胃酸分泌过量时，胃液会腐蚀胃黏膜，继而导致胃黏膜的慢性炎症，后逐渐发展成溃疡（P91图）。胃酸的过量分泌往往与一种细菌密切相关——幽门螺旋杆菌，但也可以因长期服用阿司匹林类，或非甾体类抗炎药导致。这些药物都对胃黏膜有损害作用，这种情况下我们称之为药物性溃疡。

如何治疗该疾病？

溃疡的确诊需要依靠消化内镜：局部麻醉或全身麻醉下，从口腔伸入一根可弯曲的导管直至胃内，以便在内镜下探查胃内情况。溃疡一经确诊，医生会开具抗酸药类药物（质子泵抑制剂）以减少胃酸分泌。若有幽门螺旋杆菌存在时还会开具抗生素以杀菌，达到根治的目的。若是发生了溃疡穿孔，则需要进行手术治疗以切除破损处黏膜。

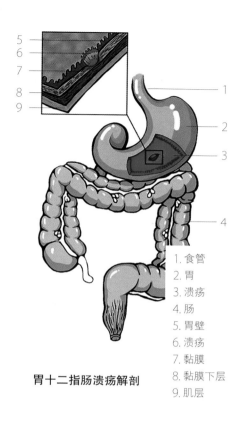

1. 食管
2. 胃
3. 溃疡
4. 肠
5. 胃壁
6. 溃疡
7. 黏膜
8. 黏膜下层
9. 肌层

胃十二指肠溃疡解剖

在等待医生意见期间
应该做些什么？

可以外用胃部敷贴Maalox（氢氧化铝、氢氧化镁混合物）Inexium（质子泵抑制剂）。在没有用药禁忌症的情况下还可以服用1000mg扑热息痛以镇痛。但请绝对不要服用阿司匹林或是非甾体类消炎药，因它们会加重溃疡。

该病常见吗？

该病十分常见，据统计，5%～10%的人一生中至少会得一次胃十二指肠溃疡，这比胃溃疡常见多了。并且男性患者（40岁之后）多于女性，高发年龄为55岁。

有没有危险性？

危险性相对较低，90%的胃溃疡和十二指肠溃疡都预后较好。但还是需要警惕穿孔这第一大并发症，穿孔还可导致腹膜炎或是消化道出血。

如何预防
该病的发生？

- 避免服用阿司匹林、非甾体类消炎药这两类会损伤胃黏膜的药物。
- 少食多餐，从一日三餐改成一天五顿。
- 注意饮食，少吃油腻、刺激性强（咖啡、茶、酒）、太咸以及太辣的食物。
- 适当休息及规律运动，不要累积压力。

✚ 十分严重的疾病

▶ 请立即拨打120急救电话

✚ 肠系膜动脉栓塞

该病相对心梗而言默默无名很多，肠系膜动脉栓塞是一种罕见却十分凶险的病。若是没有及时得到救治，它可以导致肠道的缺血坏死，甚至是死亡。

该病的体征有哪些？

首先出现的症状是腹痛：全腹弥漫性腹痛。往往是在没有进食的情况下突然出现，并且十分剧烈的疼痛。不像阑尾炎等其他疾病，按压腹部不会加重疼痛。若是腹痛在进食后、食物尚在消化时出现，说明此时肠系膜动脉仅为部分栓塞。因为在消化食物时，肠道是最需要血供的。若是动脉供血完全中断，还可出现恶心、呕吐、大汗、腹部隆起、腹泻、发烧、乏力以及全身不适等症状。

这是什么病？

肠系膜动脉栓塞是由于血栓堵塞了营养肠系膜（有着保护肠道，并固定肠道于腹腔内的作用）的动脉。肠系膜动脉起着重要的作用，肠道的供血来自于它。所以肠系膜动脉一旦堵塞，肠道的供血便会不足，继而无法获取足够的氧气，最终导致肠道的缺血缺氧坏死。而肠道的坏死会导致人死亡。罪魁祸首血栓可能来自于动脉本身，但有时也可来源于心脏。肠系膜动脉栓塞是绝对的急诊手术。

该病常见吗？

该病较少见，在急诊其发病率为1/1000，占了腹部手术的0.4%。患者多为50岁以上（老年人更加危险）、患有高血压、糖尿病、高血脂以及吸烟的人群中。头号危险因素是动脉粥样硬化，以血管壁内有脂质沉积为特点。

有没有危险性？

虽然该病的死亡率有所下降，但仍十分高。根据肠道受累程度、患者的年龄、获得救治的速度不同，死亡率常在40%～70%。确诊得越早、获得救治越及时，患者的生存率就越高。但还是要警惕并发症的发生十分常见，有时还很严重。

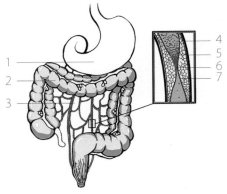

1. 胃
2. 结肠
3. 动脉
4. 动脉壁
5. 红细胞
6. 血栓
7. 粥样斑块

肠系膜动脉栓塞

如何治疗该疾病？

患者要先进行腹部CT血管成像，使肠系膜血液循环可见化，继而评估肠道受累程度。在最不严重的情况下可以先使用抗凝药物治疗。若是在缺血初期，可向堵塞的动脉内置入一根小导管，以使动脉血供恢复。但外科医生往往还是需要对病人进行手术，切除一部分肠道。在最严重的情况下，甚至需要二次手术。

在等待医疗急救队期间
应该做些什么？

在没有用药禁忌症的情况下，您可以服用1000mg扑热息痛以镇痛。但请禁食禁水，因为随时可能进行急诊手术。

如何预防
该病的发生？

– 白天请多喝水，以免脱水，因为脱水会
  促进血栓形成。
– 避免一切心血管危险因素：吸烟、酒精、
  油腻饮食、压力等。
– 多运动（每天至少快走30分钟）。

🚑 腹主动脉瘤破裂

该病可发生在任何人身上，但其知名度远不如脑动脉瘤破裂，并且这也是一个十分危险的疾病。这也就是为什么人们需要警惕任何有关该病的先兆症状，因为往往随之而来的便是腹主动脉瘤的破裂。

该病的体征有哪些？

疼痛可在动脉瘤破裂之前就出现，腹部突然出现剧烈疼痛，这是由于将要破裂的动脉扩大所致（P94上图）。腹痛还可伴有严重的全身不适 —— 有时甚至就导致病人休克，出现全身苍白、出冷汗等症状。同时，患者还会有心率增快、皮肤肢端（手指、脚趾）湿冷。在出现这些初始症状后，动脉瘤随时都有破裂的可能。

这是什么病？

动脉瘤的形成是由于腹主动脉（上连于心脏，走行于腹腔内）的管壁扩张肿大所形成。（P94下图）。导致该病的原因是由于脂质沉积（主要是胆固醇）于动脉壁，使其弹性变差变得脆弱，也就是我们所说的动脉粥样硬化。随着时间累积，动脉瘤可形成裂纹甚至是破裂。这是绝对的急症！

该病常见吗？

腹主动脉瘤患者90%为男性，尤其是50岁以上具有心血管疾病危险因素（高血压、糖尿病、高血脂、吸烟），或是有腹主动脉瘤家族史的男性。患该病的风险随着年

龄的增长而增长，65岁以上人群中1.7%有腹主动脉瘤。

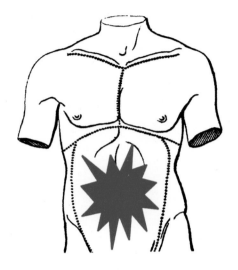

当腹主动脉裂缝形成时的腹痛

有没有危险性？

这是个十分危险的疾病。一旦腹主动脉瘤发生破裂，致死率高达80%——大多数患者在到达医院前死亡。即使是及时接受了手术治疗的病人，生存率也不太高，仅有50%的可能。但是若是在动脉瘤劈裂之前动手术，死亡率可降至5%。这就是为什么在腹主动脉瘤裂缝形成的时候就应该动手术。

如何治疗该疾病？

通过腹部B超、腹部CT可以快速诊断该疾病。接着便是进行急诊手术，但在手术前医生首先会对病人进行复苏抢救，使病人血压心率恢复正常。往往病人需要输血。

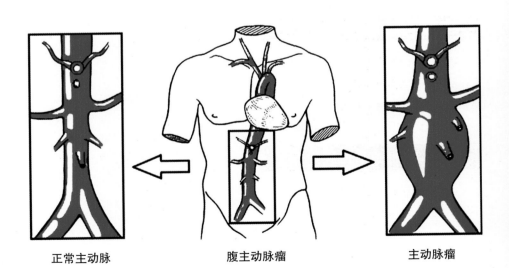

正常主动脉　　　　　腹主动脉瘤　　　　　主动脉瘤

在等待医疗急救队期间
应该做些什么？

在等待救护车期间，服用1000mg扑热息痛以镇痛（排除服药禁忌症）。但请禁食禁水，因为之后往往会进行手术。

如何预防
该病的发生？

- 避免一切使血管壁变脆弱的危险因素，尤其是：高血脂、高血压、吸烟、超重以及压力。
- 高危人群建议进行全身B超检查：50岁以上有家族史的病人以及65岁以上的吸烟人群。

🚑 宫外孕

宫外孕破裂在怀孕初期发生。与流产相反，宫外孕不止有流血还同时可伴有腹痛。这也是危及生命的急症（详见P212）！

🚑 胎盘后血肿

在怀孕末期发生，除了流血，还可有下腹部突发的剧烈疼痛（详见P213）。

II
出血

我**咳嗽并咯血**

我**有非月经期出血**

我**流鼻血**

我**有血便**

我**有血尿**

我**呕血**

出血是众多症状中最令人恐慌的一个，
尤其是在大量出血的时候。
某些创伤可导致大量失血，
例如颅骨、面部创伤。
但请放心，这类出血并不一定十分危险，
往往只需一块湿纸巾按压于伤口处便可止血。
相反，那些出其不意的出血
反而可能更为严重。
所以请保持高度警惕！

我咳嗽并咯血

　　人们往往认为咳嗽中带血 —— 医生称之为咯血 —— 没有呕血来得严重。这是个错误认知，因为它们是同样严重的症状，除非血是来自口腔内的伤口。呕血与咯血的区别在于出血点不同：呕血时血来自消化道；而咳嗽并痰中带血时，血来自肺。这也是 1673 年 51 岁的莫里哀在表演《无病呻吟》（*Malade Imaginaire*）时在台上死前表现出的症状。（这部戏在 1673 年 2 月 10 日首次在巴黎公演，主人公阿尔冈正是由作者莫里哀亲自上阵出演。而莫里哀也正是在出演这部《无病呻吟》的现场，因过度劳累倒在舞台之上，与世长辞）所以当出现咯血症状时，请拨打 120 急救电话！

> **注意：** 即使是咳嗽时痰中仅少量带血，仍请拨打120急救电话

与咯血有关的主要疾病

🚑 十分严重的疾病

▶ **请立即拨打120急救电话**

🚑 肺血管破裂

常见于患有肺支气管疾病的患者，该病的严重程度取决于咯血量的多少。但无论如何，都需要立即拨打120急救电话。

该病的体征有哪些？

最常见也是最不严重的肺血管破裂，其表现为痰中带血丝，一般不伴有其他症状。当咯血量增多，大约达半杯的量时，患者往往会有心率加快伴出冷汗，此时情况就更加严重了。但最危险的情况是大量咯血（大于1杯的量）。患者除了有全身不适症状外，还会伴有呼吸困难甚至是晕厥。无论是上述何种情况，都请立即拨打120急救电话。

这是什么病？

肺血管破裂出血，导致血液弥散于呼吸器内，我们称之为咯血。结果：患者咳嗽并咳血。肺血管破裂的病因有许多，最常见的是肺部感染，例如支气管炎或肺炎（详见P63）。还可见于支气管扩张、肺肿瘤或是肺栓塞（详见P67）。

该病常见吗？

总体上来看该病较为少见，但易发生于患有肺支气管疾病的患者身上，例如急性支气管炎、支气管扩张症、肺癌、肺结核等。另外，患有心血管疾病的患者也可发生此病，往往是由肺栓塞导致的咯血。

有没有危险性？

该病的严重程度取决于受累的肺血管以及咯血量。若是患者为痰中带血丝，急救队会将病人送至急诊；若患者为大量咯血，医院会派出配备有抢救设备的救护车并将患者送至特定的治疗科室。

如何治疗该疾病？

当患者出现呼吸困难的时候，患者可在到达医院前就开始面罩吸氧。一旦到达医院，患者需立即接受增强胸部CT检查（我们称之为血管造影）以找到出血点并评估病情严重程度。病情更为危重时，医生会向破裂的肺血管内置入导管，进行支气管动脉栓塞术以止血。

在等待医疗急救队期间 应该做些什么？

患者必须保持绝对休息。若是感到不适，请躺下并抬高双腿。若是出现呼吸困难，请使患者保持呼吸最顺畅的体位（一般是前倾坐位）。不要将咯出的血丢弃 —— 如果血已经扔在了马桶里，请不要冲水 —— 医生会需要咯出的血液以鉴别诊断。

如何预防 该病的发生？

最好的预防方式是降低患肺疾病（详见P63）及肺栓塞（详见P67）的风险。

我有非月经期出血

　　所有非月经期的阴道流血都需要警惕，尤其是当流血持续时间长伴有乏力及苍白。非月经期出血肯定是不正常的（例如膀胱炎、过量口服避孕药、子宫纤维瘤、子宫内膜异位症、癌症……）。但请放心，如果不是在怀孕期间出现阴道流血（详见P206），一般来说都不是十分危急的情况。然而还是请保持警惕，因为有些时候怀孕是因为阴道流血才被发现的。

■ 非月经期出血自查表：

❏ 您是在孕期出现阴道流血的吗？

❏ 非月经期阴道流血（即使很少量）是否同时伴有腹痛？

➤ **如果您符合以上至少一条情况的话，请仔细阅读以下内容！**

■ 主要症状

� 不太严重的症状

▶ 请咨询您的家庭医生

➤ 有少量的非经期阴道流血

➤ 有出血症状但全身一般情况良好

⚕ 严重的症状

▶ 请立即就医或是看急诊

➤ 孕期出现的任何流血症状，即使是极少量的出血（详情见第206页）

🚑 十分严重的症状

▶ 请立即拨打120急救电话

➤ 非月经期（无论怀孕与否）的阴道流血，即使出血极少，同时伴有下腹疼痛

与非月经期出血有关的主要疾病

🩺 严重的疾病

▶ 紧急医疗建议

🩺 自然流产

在怀孕初期发生的阴道流血，绝大多数都是自然流产（详见P208）。自然流产发生率并不低，占了怀孕的15%。

🚑 十分严重的疾病

▶ 紧急医疗建议

🚑 宫外孕

▶ **请立即拨打120急救电话**

所有不在宫内定植的胚胎（即宫外孕），都可在怀孕初期导致出血（血色呈黑色或棕褐色）以及腹痛（详见P212）。一些女性在发生宫外孕出血之前都不知道自己怀孕了。

我流鼻血

　　流鼻血是五官科常见的急症之一。最常出现于外伤后，也可因鼻腔内小血管破裂导致。有时出血量会很大，但通常并不危急——流鼻血患者中仅有5%需要住院治疗。但患有慢性病或正在接受特殊治疗的患者需要额外小心，因为有时可能难以止血，此时最好还是前往急诊就医。

■ 流鼻血自查表：

❏　是否在简单护理后，仍有持续鼻出血？

❏　您是否同时伴有以下一个或多个症状：苍白、改变体位时引起头晕、心率加快？

❏　您是否患有慢性病，例如糖尿病、癌症等？

❏　您是否正在接受特殊治疗，例如化疗、抗凝治疗？

➤　**如果您符合以上至少一条情况的话，请仔细阅读以下内容！**

■ 主要症状

✖ 不太严重的症状

▶ 请咨询您的家庭医生

➤ 在没有服用阿司匹林及抗凝药物时，出现少量鼻出血

➤ 在没有患导致血小板数量减少的慢性疾病时，出现少量鼻出血

⚕ 严重的症状

▶ 请立即就医或是看急诊

➤ 大量鼻出血（相当于半杯的量）

➤ 在采取简单护理后仍无法止血

➤ 同时伴有以下一个或多个症状：苍白、改变体位时引起头晕、心率加快

➤ 鼻出血发生在慢性疾病患者（糖尿病、癌症）或是接受特殊治疗（化疗、抗凝）的患者身上

与鼻出血有关的主要疾病

🩺 严重的疾病

▶ 紧急医疗建议

🩺 鼻腔血管丛损伤

该病通常是由于鼻腔黏膜的解剖结构较脆弱引起。往往治疗起来容易，但还是要小心止不住血的情况，尤其是患有慢性病及接受抗凝治疗的患者。

该病的体征有哪些？

若是在简单护理后鼻出血仍止不住，需要立即去看医生或是看急诊。在更加严重的情况下，贫血的症状也可能出现：苍白、心率加快、改变体位时引起头晕。

这是什么病？

鼻腔黏膜的血供十分丰富，血管丛的存在导致了鼻腔脆弱的特性。血管一旦受损就容易导致鼻出血，医学术语称之为"鼻衄"。侵袭因素可以是流感、鼻咽炎、鼻窦炎引起的局部炎症，但往往鼻出血的病因不明。当有反复鼻出血时，需要考虑是否患有高血压、凝血相关疾病或是与服用抗凝药物有关。在极少见的情况下，鼻出血可以由鼻腔肿瘤引起。

该病常见吗？

鼻出血较为常见，尤其是在秋冬季。儿童及老年人是易感人群，往往需要至医院就诊治疗。

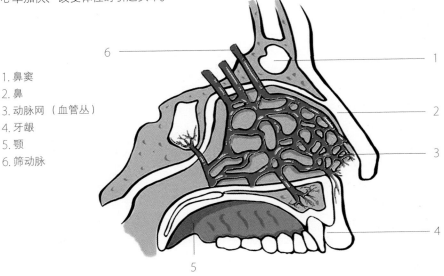

1. 鼻窦
2. 鼻
3. 动脉网（血管丛）
4. 牙龈
5. 颚
6. 筛动脉

鼻腔的血供

有没有危险性？

鼻出血没有什么危险性，但发生在年老、体弱患者身上可有生命危险。也就是说该病极少危及生命。

如何治疗该疾病？

如果平时常用的简单处理无法止血，则需要前往医院进行特殊处理。医生会向鼻腔内置入填塞物，压迫血管以止血。若是止血失败，则会考虑进行血管结扎或是动脉栓塞术（像动脉内注入栓塞材料）。

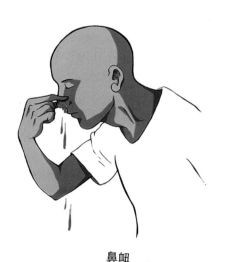

鼻衄

止血建议

- 需要擤鼻以排出血液，使其不在鼻腔内凝固形成血块。
- 采取胸部头部前倾的坐位。用力按捏鼻子两侧10分钟（这可以压迫出血的血管）同时用嘴呼吸（上图）。最后，逐渐减轻按压力松开手。

- 血流不止时，您可以使用愈合止血纱条（可于药店购买）塞入鼻腔中止血。两侧鼻腔同时填塞效果最佳。
- 特别不要用手指刮擦鼻腔。

在等待医疗建议期间
应该做些什么？

按压鼻腔以止血。当有全身不适时，请平躺并抬高双腿。

如何预防
该病的发生？

以下有几条生活方式准则可以帮助您改善鼻腔黏膜健康：
准时入睡，住处通风，取暖器温度不要调太高，保持空气不过分干燥（在散热器上放一些湿润剂）。

我有血便

发现大便中带血往往会使人紧张。但请您放心，便血并不一定意味着十分严重的疾病，要看出血量以及颜色。当为鲜红色血时，我们称之为直肠出血；而当血的颜色为黑色时，我们称之为黑便。若是排黑便量大，则需要立即前往医院就诊。

■ 血便自查表：

- ❑ 出血量大吗？
- ❑ 血的颜色是黑色的吗？
- ❑ 您是否还伴有不适、头晕或是苍白？

➜ **如果您符合以上至少一条情况的话，请仔细阅读以下内容！**

■ 主要症状

❈ 不太严重的症状

▶ 请咨询您的家庭医生

- ➜ 少量直肠出血，仅在厕纸上留下血丝痕迹
- ➜ 大便中带血，且以往有痔疮病史
- ➜ 定期会有少量便血

⚕ 严重的症状

▶ 请立即就医或是看急诊

- ➜ 大量鲜血从肛门流出
- ➜ 黑色的血从肛门流出

🚑 十分严重的症状

▶ 请立即拨打120急救电话

- ➜ 便血伴以下至少一个症状：苍白、头晕或不适

与便血有关的主要疾病

严重的疾病
▶ 紧急医疗建议

直肠出血（息肉或是其他结肠炎症性疾病）

所有的直肠或结肠疾病（直肠连于结肠与肛门之间）导致的出血，因血还没来得及被消化，所以混在大便中以鲜血便排出（想了解更多直肠出血，请看P54）。要知道，有时候便血也会导致贫血。

十分严重的疾病
▶ 请立即拨打120急救电话

胃十二指肠溃疡穿孔

该病在P90有详细介绍，正如前述，该病有时可导致出血，或是以呕血（详见P118）或是以便血的方式。若是便血，则表现为黑便，我们有时称之为柏油样便，还常会伴随着难闻的酸臭味。反过来，出现黑便则可提示是胃十二指肠溃疡穿孔。

食管胃底静脉曲张破裂

这和胃十二指肠溃疡导致黑便的原因相同：当有消化道出血时，血可被呕出（这部分血没来得及被消化），我们称之为呕血（详见P118），血也可随大便排出，因血在肠道中被部分消化而呈现黑便。

我有血尿

如果您的尿液是红色的，毫无疑问，这其中一定是混有血液，临床上称之为血尿。患者往往会十分紧张，但血尿很少是严重的疾病。但请不要拖延治疗，因为血尿可能与感染、膀胱疾病、肾绞痛（详见P85），甚至是与服用过量的阿司匹林或抗凝药物有关。所以当出现血尿时，请尽快就医以获得医疗建议。

■ 血尿自查表：

☐ 您的尿中是否混有鲜血或是血凝块？

☐ 您是否有长期服用抗凝药物史？

☐ 您是否有排尿困难或是无法排尿？

► **如果您符合以上至少一条情况的话，请仔细阅读以下内容！**

■ 主要症状

◔ 严重的症状

► 请立即就医或是看急诊

➤ 尿中混有鲜血或是血凝块

➤ 接受长期抗凝药物治疗的同时出现血尿

➤ 血尿伴有排尿困难，甚至是无法排尿

与血尿有关的主要疾病

🩺 严重的疾病

▶ 紧急医疗建议

🩺 泌尿系统损伤

血尿常与尿路感染或是肾绞痛有关，相对而言为良性疾病。但还是请保持警惕，因为血尿也可以是严重疾病的症状。

该病的体征有哪些？

泌尿系统损伤最主要的症状即为：尿中带鲜血，或是凝血块。患者还可同时伴有发热、腰痛、尿频、排尿时有灼烧感，有时甚至无法排尿（详见P166）。若这些症状持续时间较长，则可能导致贫血，伴苍白，头晕以及心率加快。

这是什么病？

泌尿系统包括双肾、膀胱以及输尿管——将肾脏的尿液运送到膀胱的管道（右图）。所以泌尿系统损伤可涉及以上任一器官，病因多样。绝大多数情况下血尿与尿路感染或是肾绞痛有关，但这都是良性疾病。但在少数更严重的情况下，血尿还可以是肾脏肿瘤、膀胱肿瘤导致的。

该病常见吗？

这完全取决于年龄。出现血尿的风险随着年龄的增长而增长：60岁以上的男性中超过20%被此病困扰着，而60岁以下的仅为3%。女性患病率普遍较低，60岁以上才发病，患病率为8%。

有没有危险性？

虽然尿中带血看上去令人害怕，但绝大多数情况下泌尿系统损伤为良性疾病，往往是由尿路感染或是肾绞痛引起的。但在更加严重的情况下，肾癌也会导致血尿（反过来，血尿也可作为提示肾癌的症状）。

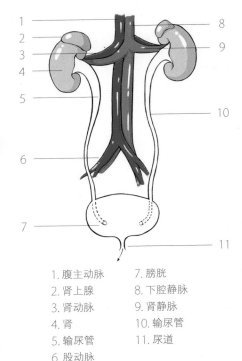

1. 腹主动脉　　7. 膀胱
2. 肾上腺　　　8. 下腔静脉
3. 肾动脉　　　9. 肾静脉
4. 肾　　　　　10. 输尿管
5. 输尿管　　　11. 尿道
6. 股动脉

泌尿器官

如何治疗该疾病？

因该病的治疗取决于病因，所以需要先做一些检查以明确病因。可以中段尿培养检查来确诊细菌感染，以血常规中的血红蛋白来评估失血程度。必要时还可进行更加专业的尿路CT检查。

在等待医生建议期间
应该做些什么？

当尿中有血凝块时，请多喝水（每天约喝2升水），除非是在完全不能排尿时。当有全身不适的症状时，请平躺下并抬高双腿。

如何预防
该病的发生？

最关键的是要避免可引起泌尿系统损伤的疾病，包括感染（详见P166）以及肾绞痛（详见P85）。无论如何，大量喝水都是预防该病主要的措施之一。

我呕血

　　呕血绝不是一个好的征兆。恰恰相反，呕血往往提示严重的疾病，需要紧急拨打120急救电话。每年都有人死于呕血。呕血最常见的病因为胃溃疡出血，或食管静脉曲张破裂出血（由肝硬化导致）。在所有情况下，无论呕出的血有多少，在去看医生前都不要将呕出的血丢弃，请收集好以便在急诊时供医生进行诊断。

注意：一旦发生呕血，请立即拨打120急救电话

■ **主要症状**

🚑 十分严重的**症状**

▶ **请立即拨打120急救电话**

➤ 呕出大量鲜血或黑血

➤ 呕血伴有不适、头晕、出冷汗以及皮肤苍白

➤ 呕血伴有黑便（柏油样便）

与呕血相关的主要疾病

🚑 十分严重的疾病

▶ 请立即拨打120急救电话

🚑 食管静脉曲张破裂

该病仅发生在肝硬化病人身上，不幸的是，其发生率还不低。请注意任何前驱症状，因为该病往往发作凶险。

该病的体征有哪些？

病人会有呕血，呕出物或仅有血液，或混有食物，有时也会有血块。若是体内正在出血，也就是在出血活动期，呕出的血液为鲜红色。若非活动性出血，即体内出血点已凝固，那呕出的血颜色会更深，近乎黑色。无论何种情况下，病情的严重程度取决于呕血量：超过半杯就算严重（但也请警惕，因为有时呕血量不足半杯也可以很严重）。除了呕血，患者还可有其他伴随症状：冷汗、脉搏加快、苍白、改变体位时有眩晕感，以及往往会伴有全身无力。

这是什么病？

食管静脉曲张破裂是肝硬化（详见P222）失代偿期的一大并发症。当肝脏发生硬化，会阻碍血液向心回流，就像是在河里筑起了一道水坝。结果：流不回去血液只能借道而行，流进沿着食管而长的

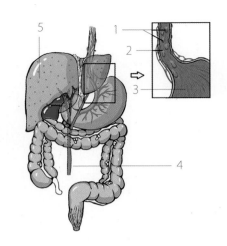

1. 食管静脉曲张　　4. 门静脉
2. 食管　　　　　　5. 肝脏
3. 胃

食管静脉曲张

静脉丛内（上图）。但由于这些静脉并不能容纳如此大量的血液，它们会扩张（这就是将该病称之为"食管静脉曲张"的原因），更糟糕的是，有时扩张到了极限静脉会破裂。一旦曲张的静脉破裂，其内的血会返流入胃内。于是患者便会有呕血症状，一部分已消化的血液则会以黑便形式排出。

该病常见吗？

非常不幸，该病较为常见。据统计，有20%肝硬化的病人会发生食管静脉曲张破裂。所以一旦表现出食管静脉曲张，需要严密观察病人病情。

有没有危险性？

取决于呕血量的多少、是否为活动性出血。但此病整体而言是较为危险的疾病，因为肝硬化病人的凝血功能也会较差，意味着止血困难。结果：该病的死亡率近20%。所以一旦出现前驱症状，请立即拨打120急救电话！

如何治疗该疾病？

病人一到达医院，急诊医生便会为病人进行扩容补液以维持血压、帮助药物在血管内发挥作用。在更严重的情况下，病人则需要输血治疗。在医院内，医生为了明确病因，会向病人口中伸入一根软管（内镜），接着要么是向病变破裂的血管处注射药物，要么是结扎出血的血管。任何情况下，病人都需要住院治疗。

在等待医疗急救队期间
应该做些什么？

病人需保持休息，当有不适症状时，请平躺并抬高双腿。请绝不要把呕吐物丢弃，若是呕在了厕所的马桶里，请不要冲水冲掉，医生会需要呕出物来进行诊断。

如何预防
该病的发生？

在肝硬化治疗及随访期间需要保持高度警惕（详见P222）。

🚑 胃十二指肠溃疡穿孔

该病在P90有详细介绍。有时胃十二指肠溃疡穿孔出血也可导致呕血，若是血液已被消化则为便血（详见P110）。呕血可作为提示胃十二指肠溃疡疾病存在的主要症状之一。

III
我感到不舒服

我**过敏了**

我**发热了**

我**旅游归来后发热**

我**感到不适**

我**感到恶心，伴呕吐/腹泻**

我**变得不能说话或是上肢/下肢不能动**

我**感到呼吸困难**

我**有视觉障碍**

我**有小便情况改变**

我**感到头晕**

疼痛和出血并不是促使人们就医的唯一原因。

发热、头晕、不适、呼吸困难、

恶心、视觉障碍……

还有许多其他症状会使人们担心，

甚至人们会去看急诊。

但请放心，大多数情况下这些症状

并不是十分严重。

严重程度其实是取决于其他的伴随症状。

我过敏了

过敏是我们日常生活中常见的疾病之一。虽然我们可以检测到过敏原（事物、药物、植物、昆虫叮咬、猫毛等），但具体引起过敏的机制尚未明确。更令人震惊的是，过敏往往在一夜之间发生，并且没有诱因。尽管过敏会引起一些令人尴尬的症状（结膜炎、鼻炎、皮疹等），但整体预后较好。但还是请保持警惕，有时严重的过敏甚至会导致死亡。

■ 过敏自查表：

- ❏ 皮疹是全身都有的吗？
- ❏ 除了皮疹外，您是否有呕吐？
- ❏ 皮疹是否伴有腹痛？
- ❏ 您的脸或是嘴唇是否有肿胀？
- ❏ 除了皮疹外，您是否有呼吸困难？
- ❏ 皮疹是否伴有突发且剧烈的不适及乏力？
- ❏ 您是否有异常呼吸困难或哮鸣音？

➤ **如果您符合以上至少一条情况的话，请仔细阅读以下内容！**

■ 主要症状

✖ 不太严重的症状

▶ 请咨询您的家庭医生

- ➤ 局限性皮疹（稍隆起的红斑，引起瘙痒），皮疹边界清晰，不伴有其他症状
- ➤ 有鼻炎的症状（类似花粉过敏）：打喷嚏伴鼻塞或流涕
- ➤ 有结膜炎的症状：眼睛发红且有流泪

⚕ 严重的症状

▶ 请立即就医或是看急诊

- ➤ 全身皮疹（稍隆起的红斑，引起瘙痒）同时伴有腹痛或是呕吐

🚑 十分严重的症状

▶ 请立即拨打120急救电话

➡ 全身皮疹（稍隆起的红斑，引起瘙痒）伴有以下至少一个症状：

- 脸部或嘴唇肿胀
- 呼吸困难
- 强烈的不适伴全身乏力
- 失去意识
- 声音改变，变嘶哑
- 伴有异常呼吸困难且有哮鸣音，此时可能是过敏性哮喘发作

与过敏有关的主要疾病

🩺 严重的疾病

▶ 紧急医疗建议

🩺 荨麻疹

是急诊就诊的常见病因，荨麻疹是过敏主要的表现之一。该炎症性疾病整体上没有很大的危险性，但还是请尽快就医避免病情加重。

该病的体征有哪些？

皮肤表面突然出现稍隆起的红色或浅红色斑块。斑块边界十分清晰，易与周围正常皮肤分界，其大小从几毫米到数厘米不等。皮疹常引起剧烈的瘙痒（荨麻疹的词源为拉丁语urtica，意味着荨麻、被荨麻刺），有时甚至还会有灼痛感。皮疹常在24～48小时内自行消失，但还是请在发病初期积极就医，以减轻瘙痒症状和为了避免更严重的感染风险。

这是什么病？

急性荨麻疹是指皮肤表面出现稍隆起的红斑，引起剧烈瘙痒。皮疹的出现是由于供应皮肤营养的血管扩张所致，扩张的血管继而改变皮肤通透性。这可能与机体在接触外源性物质时释放组胺有关。组胺的释放也可以是内源性的，例如进食了含有丰富组胺的食物（甲壳类、鱼类、牛奶、蛋类、花生等）。引起过敏的物质往往易于找到，只需要将发皮疹前2小时所吃过/接触过的东西列出（食物、药物、化妆品、昆虫叮咬），便可逐一排除确定。

该病常见吗？

是的，很常见！据统计，10%～20%的人在他们的一生中至少会发生一次荨麻疹。

最常见的过敏原已总结成下表：

类别	
药物	抗生素 非甾体类消炎药（阿司匹林） 抗菌药 可待因及吗啡类药物 降压药 含碘药物
食物	饮料：酒精、发酵饮料、白葡萄酒 蔬果：香蕉、草莓、猕猴桃、葡萄、牛油果、番茄、花菜、四季豆、扁豆、豌豆、大豆 干果：榛子、核桃、开心果、杏仁、腰果、巴西坚果 海鲜：甲壳类、烟熏鱼类 肉类：腌货、略变质的野味 其他：花生、巧克力、罐头食品
身体接触	动物：猫毛、昆虫叮咬（蜜蜂、马蜂、蚂蚁等） 材料：橡胶 物品：化妆品 植物：桦树、荨麻
物理及精神心理因素	焦虑、压力 寒冷 过度用力 出汗
感染	病毒 寄生虫

有没有危险性？

危险性较低，在大多数情况下，皮疹会在48小时内自行消退。但还是请小心，荨麻疹也可有并发症。有时荨麻疹可发生在耳、鼻、咽、喉的黏膜内（我们称之为血管神经性水肿），可导致病人迅速进入休克状态（我们称之为过敏性休克）。上述两种情况都是过敏症状的加重（详情P128）。

如何治疗该疾病？

首先是找到过敏原（上表）。接着医生会开具抗组胺药物，有时还会联用皮质激素。用药疗程常持续一周。

在等待医生建议期间
应该做些什么？

在没有用药禁忌症的情况下，您可以服用抗组胺药物（例如10mg西替利嗪），在药店可以买到，为非处方药。

如何预防
该病的发生？

很不幸，荨麻疹的发作很难预防。但找到过敏原至关重要，以避免频繁发作。放松性运动（瑜伽、冥想等）也可帮助预防疾病的发生。

🚑 十分严重的疾病
▶ 请立即拨打120急救电话

🚑 过敏性休克、血管神经性水肿

这两种疾病虽然名字截然不同，但本质上都是严重的过敏反应。有一丝该病的症状出现时，请立即拨打120急救电话，否则可能会有致死的危险。

该病的体征有哪些？

起初的症状与荨麻疹相似（圆形稍隆起红斑，伴有瘙痒），但接着会迅速出现各种症状：脸部、颈部、咽部水肿（请小心，有时其发生可呈进行性），灼烧感，刺痒，蚁走感，腹痛，喉咙痛，口腔有金属味，恶心，呕吐，吞咽困难，声音变嘶哑，甚至是呼吸困难。以上所有这些症状还可伴有动脉血压下降，以致休克的出现。

这是什么病？

过敏性休克和血管神经性水肿虽然名字不同，但本质上都是十分严重的过敏反应，兼具速发性及全身性的特点。这两种疾病与荨麻疹的发病机理相似，但却严重得多：组胺大量释放，其具有扩张血管的作用，或使深层皮肤及黏膜水肿隆起（面部、颈部及咽部），或使血压骤降导致休克，甚至两者还可同时发生。

该病常见吗？

由于生物多样性的原因，此类严重的过敏反应易发生在热带地区，但在欧洲也时有发生。据统计，在法国由昆虫叮咬导致的严重过敏反应的发生率为1%～2%。这比由药物、橡胶引起的过敏反应多见，但比食物引起的少见（法国的发生率为3.5%）。无论如何，请参照第127页的表格以了解容易引起过敏的食物。

有没有危险性？

疾病往往呈突然发作，若是能够及时得到医疗救治，过敏性休克和血管神经性水肿的预后一般较好。虽然乏力症状可持续数天，但基本不会留有后遗症。但还是请保持警惕，因为24小时内的复发率约为20%。若是未经治疗或治疗延迟的患者请更加小心，因为有发生心脏骤停或窒息死亡的风险。法国每年由黄蜂（蜜蜂、胡蜂）蜇刺后导致死亡的例数为 20 ～ 40 例。大家需要知道，引起更强烈的过敏反应的致敏物质有药物、黄蜂毒液、某些食物以及橡胶。

如何治疗该疾病？

若是病人出现休克，在到达医院前，救护队会先建立静脉补液通道以维持血压。最主要的药物为肾上腺素，以小剂量肌肉注射。当出现呼吸困难时，会予以病人吸氧，若还是无法改善则会使用呼吸机辅助呼吸。

在等待医疗急救队期间
应该做些什么？

病人应抬高双腿仰卧，以使血压升高。当有呼吸困难时，请保持易于呼吸的体位。

如何预防
该病的发生？

－ 所有曾发生过严重过敏的患者，都必须至专科就诊检测过敏原，以预防下次发作。
－ 同时也建议您随身携带写有过敏物质的卡片。
－ 药店内可以买到预充肾上腺素的注射器（自动注射针），当已知有严重的过敏发生时，可以自行肌肉注射。但在注射该药物后，仍请立即拨打120急救电话，不要掉以轻心！

🚑 哮喘急性发作

过敏有时可以哮喘的形式发作（详见P218），症状也可十分严重。大家需要知道，呼吸困难及哮鸣音是典型的哮喘发作症状。

我发热了

发热定义为晨起体温高于37.2℃，午后体温高于37.8℃。发热是促使人们去看急诊的首位病因。发热作为机体对抗感染的征兆，大多数情况下并不需要太过担心。发热可以由咽峡炎、流感或是支气管炎引起。但仍请保持警惕，因为有时发热背后可能隐藏着严重的疾病，甚至是需要隔离的重病。在任何情况下，若是婴幼儿、老年人或是旅游归来的人发热，还是建议请尽早就医。

■ 发热自查表：

- ❏ 体温是否超过39℃？
- ❏ 您是否有颈部疼痛或是头痛？
- ❏ 您是否有胸痛伴有呼吸困难？
- ❏ 您排尿时是否有疼痛，或是有频繁的尿意？
- ❏ 您是否感到十分乏力并且有恶心的症状（伴或不伴呕吐）？
- ❏ 您是否有言语障碍？
- ❏ 您是否感到全身不适或是有意识障碍？
- ❏ 您的皮肤上是否有暗红色的斑点迅速出现？

➤ **如果您符合以上至少一条情况的话，请仔细阅读以下内容！**

■ 主要症状

✖ 不太严重的症状

▶ 请咨询您的家庭医生

- ➤ 中等程度发热，未对机体一般情况造成影响
- ➤ 发热伴有喉咙痛或是感冒症状
- ➤ 发热伴有全身弥漫的肌肉疼痛

♟ 严重的症状

▶ 请立即就医或是看急诊

- ➤ 高热，体温高于39℃
- ➤ 任何的发热伴有尿痛，或是尿频感
- ➤ 婴幼儿、老年人、热带地区旅游归来的人有发热
- ➤ 任何的发热伴有强烈的乏力感、恶心或呕吐
- ➤ 任何的发热伴有颈项疼痛或是头痛
- ➤ 任何的发热伴有呼吸困难或是胸痛

⚕ 十分严重的症状

▶ 请立即拨打120急救电话

- ➤ 任何的发热伴有全身不适，以及无法自己站立
- ➤ 任何的发热伴有皮肤迅速且进行性出现暗红色斑点
- ➤ 任何的发热伴有意识障碍或是言语障碍

与发热有关的主要疾病

🩺 严重的疾病

▶ 紧急医疗建议

🩺 尿路感染

尿路感染常表现为发热伴有尿痛或是尿频，需要尽早处理治疗（详见P166）。

🩺 脑膜炎

任何发热伴有头痛、颈项疼痛或是畏光，都需考虑脑膜炎的可能（详见P76）。

🩺 疟疾

任何在热带地区旅游归来后的发热，都需要考虑疟疾的可能（详见P136）。

🩺 肺炎

任何在胸痛以及气促之后出现的发热，都需要考虑肺炎的可能（详见P63）。

⚕ 十分严重的疾病

▶ 请立即拨打120急救电话

🚑 爆发性紫癜

作为脑膜炎的严重形式，该病常表现为高热，是极为凶险的疾病之一。该病尤其易发于儿童，特别是婴幼儿。该病需要紧急救治，否则会有丧命的危险。

该病的体征有哪些？

注意：爆发性紫癜在表现出最初的症状前，可以与普通流感十分类似。但随后便会出现高热（体温高于39℃），伴有恶心及呕吐。病人的一般情况极差，以至于虚弱到无法自行站立。最后也是最严重的，病人的皮肤上会出现暗红色的斑点，尤其是在肢端（手、小腿以及脚）。这些斑点迅速，且进行性蔓延至全身（在数十分钟内），故在出现第一处斑点时就应该引起重视！由于该病在发病初期难以发现，所以当有高热出现时请立即就医，尤其是婴幼儿出现高热。

这是什么病？

作为脑膜炎的严重形式，爆发性紫癜是最凶险的细菌感染疾病之一。75%的情况下由脑膜炎球菌引起，而爆发性紫癜是由于细菌进入血液内，并经过数小时发展成败血症（即感染扩散到全身）。该病以皮肤出现类似蓝色的出血性损伤为特点，随后蓝色的瘀点淤斑逐渐蔓延到全身。

该病常见吗？

爆发性紫癜十分少见，主要累及儿童，尤其是婴幼儿。但请注意：该病具有强传染性，所有接触过爆发性紫癜患者的人都需要立即就医咨询。

有没有危险性？

该病十分凶险。尽管如今急救复苏水平有所进步，但是该病的死亡率仍高达25%，并且近2/3的病人是在发病18小时内死亡的。那些幸存下来的病人有时也会留有严重的后遗症，5%～20%的患者会需要截肢或是移植。为了减少该病的危险性，建议尽可能快地就医。并且请保持高度警惕，该病具有强传染性。

如何治疗该疾病？

为了防止感染扩散到全身，在一到达医院时就应尽快静脉注射抗生素治疗。或者在拨打急救电话时可告知病情，医院会派遣备有药物的医疗急救队伍前来，在送往重症监护室之前，就可在救护车内开始治疗。病人到达医院后会进行隔离预防传染。

在等待医疗急救队期间应该做些什么？

您可以将患者的外衣脱去，并给予患者饮水以对抗发热。在等待医疗急救队到来期间请监测患者的意识状况。

如何预防该病的发生？

爆发性紫癜作为细菌性感染，具有极强的传染性，任何与该病的患者接触过的人，都需要采取预防性的抗生素治疗。还有抗脑膜炎球菌的疫苗可以接种。

我发热了

133

我旅游归来后发热

发热、消化道症状、皮疹、呼吸困难……出国旅游后归来出现身体不适十分常见，累及了近1/5从热带地区旅游归来的人群。有多种疾病可以引起这些症状，但要知道，这其中唯一需要担心的症状便是发热，因为这可能是疟疾的表现。在任何情况下，在您出发去旅游之前，请核实自己的疫苗是否还有保护作用，需不需要进行补打。

■ 旅游归来后发热自查表：

- ❏ 您是否在过去2个月间去往过热带国家？
- ❏ 您的体温是否高于39℃？
- ❏ 您是否感到全身乏力，且伴有肌肉痛或是腹痛？
- ❏ 您是否有胃肠道症状（恶心、呕吐、腹泻）？
- ❏ 您是否有寒战，且伴有大量出汗？
- ❏ 发热是否导致了意识障碍，甚至是昏迷？

➤ **如果您符合以上至少一条情况的话，请仔细阅读以下内容！**

■ 主要症状

✖ 不太严重的症状

▶ 请咨询您的家庭医生

➤ 中等程度发热，未对机体一般情况造成影响（前提是您没有去过热带国家）

⚕ 严重的症状

▶ 请立即就医或是看急诊

➤ 在疟疾高发的国家停留过后出现的发热（即使已经回国2个月了）

➤ 发热伴有强烈的乏力感、寒战、恶心及呕吐

🚑 十分严重的症状

▶ 请立即拨打120急救电话

➤ 体温高于41℃

➤ 发热伴有意识障碍（甚至是昏迷）或是抽搐

与旅游归来后发热有关的主要疾病

🩺 严重的疾病

▶ 紧急医疗建议

🩺 疟疾的典型发作

疟疾作为旅游后归来发热导致住院的首位原因，其典型的临床症状的出现称为"疟疾典型发作"。疟疾经治疗后预后非常好，但请不要拖延治疗以免病情加重。

该病的体征有哪些？

疟疾有7天至2个月的潜伏期（有时也可超过2个月），疟疾发作以体温逐渐升高的发热（热峰达39～40℃）为首发症状。同时患者还可有肌肉疼痛和浑身乏力，常会伴有剧烈的寒战、畏冷、牙齿打颤以及类胃肠炎症状（头痛、腹痛、恶心、呕吐、腹泻）。有时患者可出现皮肤、眼睛变黄，尿色加深。由于该病的严重性，所有在疟疾存在地区（详见P139）归来2个月内出现的发热都需行一些特殊检查以排除此病。但请注意，若是体温超过41℃，则预示着病情的加重。

这是什么病？

疟疾是一种由于寄生虫（最常见的为恶性疟原虫）感染人体，并在血液内繁殖的疾病。疟疾经携带病原体的蚊子（雌性按蚊）叮咬而在人群中传播。蚊子在将其口器扎入人体的血管中吸血的同时，会将存在于它们唾液中的寄生虫也一并带入血液内，使寄生虫在红细胞内繁殖。疟疾的严重程度取决于被感染的红细胞的数量。但疟疾最严重的情况是当其累及脑部时，我们称之为恶型疟疾，或是中枢神经系统疟疾。（详见P137）

该病常见吗？

作为世界上致死病因的首位，疟疾在2015年引起超过40万人死亡。该病在超过90个热带国家存在，但欧洲也未能幸免。这也是引起旅游归来后发热的第一位病因，比呼吸道感染及胃肠炎更常见。注意：凶险型疟疾尤其好发于儿童（2015年因疟疾死亡的人数中70%为小于5岁的儿童）、孕妇以及免疫抑制人群。据统计，法国每年有4000例疟疾的报导。

有没有危险性？

绝大多数疟疾发作并没有特别的危险性。但请不要在发热时放任不管，若是延误了治疗，可能会导致病情的加重，直至累及脑部。恶型疟疾作为凶险型疟疾，会导致中枢神经系统的严重受损，甚至有致死的危险。

如何治疗该疾病？

若是该病得到了即时治疗，其预后较好。首先需要抽血化验以确立诊断。一旦确诊后便是系统性的抗疟疗法：对于常见的疟疾，只需规律服药两天即可。

在等待医生建议期间
应该做些什么？

记得多喝水。您也可以在没有用药禁忌症的情况下服用1000mg扑热息痛以解热。

如何预防
该病的发生？

若是您将前往热带国家，保护自己免受感染十分重要。您可以穿长袖长裤尽量遮蔽身体，使用驱蚊药（尤其是在日落后），以及在夜间使用蚊帐。但最好的预防恶性疟疾发生的方法是预防性使用抗疟药——请您在出发前前往医院咨询。

⛑ 十分严重的疾病
▶ **请立即拨打120急救电话**

🚑 疟疾发作的严重类型

作为疟疾的严重形式，该病会导致高热以及意识障碍。好在该病很少见，但还是请保持高度警惕，尤其是在幼童身上，该病可引起死亡。

该病的体征有哪些？

疟疾发作的严重类型，症状与典型疟疾的症状基本一致（详见P136），但其引起的发热热度更高（超过41℃）。还有一些

两者不同的症状可有警示意义：恶性疟疾会表现出神经系统症状，尤其是出现意识障碍，并迅速发展成昏迷；患者还常会有抽搐症状，脉率极快且难以触及。

这是什么病？

疟疾发作的严重类型是更为危险的疟疾。该病的发生是由于疟原虫在体内迅速播散，累及重要脏器，如大脑。它的发生可以呈突然发作，也可以由诊断延迟、未彻底治疗的典型疟疾发展而来。

该病常见吗？

好在该病十分少见（其发生率低于10%），但小于5岁的儿童却是该病的高危易感人群。

有没有危险性？

实际上该病十分凶险，即使是接受了治疗，死亡率仍高达20%。成人可得到完全治愈，但儿童却可留下神经系统后遗症。无论如何，都请尽快就医，因为预后取决于确诊的速度。若是不经治疗，最多在3天内便会死亡。

如何治疗该疾病？

患者会被医疗急救队直接送往重症监护室。一旦确诊，会立即给患者静脉使用奎宁治疗。

在等待医疗急救队期间
应该做些什么？

若是患者失去意识，需要将其放置于侧卧位，以免患者因自己的舌头堵住气道而窒息。

如何预防
该病的发生？

和预防典型疟疾一样，保护自己免受感染十分重要。您可以穿长袖长裤尽量遮蔽身体，使用驱蚊药（尤其是在日落后），以及在夜间使用蚊帐。但最好的预防方式仍为预防性服用抗疟疾药物（在旅行出发前咨询医生）。

以下是2016年世界卫生组织公布的出现过疟疾的国家和地区名单：

阿富汗 埃塞俄比亚
　　尼日利亚
南非 加蓬 乌干达
阿尔及利亚 冈比亚
　　巴基斯坦
安哥拉 加纳 巴拿马
沙特阿拉伯 危地马拉
　　巴布亚新几内亚
孟加拉国 几内亚
伯利兹 几内亚比绍
　　菲律宾
贝宁 赤道几内亚
　　多米尼加共和国
不丹 圭亚那
玻利维亚 海地
　　卢旺达
博茨瓦纳 洪都拉斯
　　圣多美和普林西比

巴西 所罗门群岛
　　萨尔瓦多
布基纳法索 印度
　　塞内加尔
布隆迪 印度尼西亚
　　塞拉利昂
柬埔寨 伊朗 索马里
喀麦隆 肯尼亚
　　南苏丹
佛得角 老挝 苏里南
中国 利比里亚斯
　　威士兰
哥伦比亚 马达加斯加
　　坦桑尼亚
科摩罗马拉维乍得
刚果 马里 泰国
韩国 毛里塔尼亚
　　帝汶岛

科特迪瓦 墨西哥
　　多哥
刚果民主共和国
　　莫桑比克 瓦努阿图
缅甸 委内瑞拉
纳米比亚 越南
吉布提 尼泊尔 也门
厄瓜多尔 尼加拉瓜
　　赞比亚
厄立特里亚 尼日尔
　　津巴布韦

我感到不适

即将晕倒、失去意识、头晕、呼吸困难、心悸……毫不意外，这些身体的突发不适常会促使我们去看急诊（占了入院人数的5%）：有时症状会十分令人恐慌，但并不需要过分担心，因为这不意味着疾病一定很严重。然而还是请熟知一些需要立即拨打120急救电话的情况。

■ 突发不适**自查表**：

- ❑ 是否有无明显诱因下的意识丧失？
- ❑ 意识丧失是否伴有抽搐（类似癫痫发作）？（详情见252页）
- ❑ 突发不适是否伴有胸痛、心悸、呼吸困难或是身体瘫痪？
- ❑ 突发不适是否导致过您摔倒，并造成创伤：淤血、肿块、伤口？
- ❑ 突发不适是否导致过呼吸暂停的发生？
- ❑ 您是否有慢性心衰病史？
- ❑ 患者是否不到40岁，并且有家族早期猝死的先例？

➤ **如果您符合以上至少一条情况的话，请仔细阅读以下内容！**

■ **主要症状**

❖ 不太严重的症状

➤ 请咨询您的家庭医生

- ➤ 潮热、出冷汗、恶心、头晕……这些症状会自发减轻而不伴有意识丧失
- ➤ 潮热、出冷汗、恶心、头晕……伴有在巨大压力或情感应激（事故、去世、巨大工作压力、冲突）下发生昏厥

⚕ 严重的症状

➤ 请立即就医或是看急诊

- ➤ 持续数分钟的意识丧失，伴发生前无诱因下（无压力也无情感应激）出现警示症状，例如潮热、出冷汗、头晕或恶心
- ➤ 意识丧失发生在不到40岁，并且有家族早期猝死先例的患者身上

⛑ 十分严重的症状

▶ 请立即拨打120急救电话

- ▶ 突发的意识丧失不伴有任何前驱症状，也无明显诱因，有时还会记不起之前发生了什么
- ▶ 突发不适伴有整个身体发生抽搐，期间患者丧失意识，类似一次癫痫发作（详见P252）
- ▶ 突发不适伴有胸痛、心悸、呼吸困难或是肢体瘫痪
- ▶ 突发不适导致摔倒，并造成创伤（淤血、肿块、伤口等）
- ▶ 不适发生在有慢性心衰病史的患者身上
- ▶ 突发不适造成心脏骤停（详见P246）

与突发不适有关的主要疾病

🩺 严重的疾病

▶ 紧急医疗建议

🩺 血管迷走神经性晕厥

该病即对应人们常说的"晕过去了"。此病虽然常会导致昏厥，但请放心，极少有危险性。但若意识丧失持续超过数分钟，最好还是前往医院就医。

该病的体征有哪些？

血管迷走神经性晕厥常伴有以下初发症状：头晕、潮热、出冷汗、苍白、恶心、视物模糊……这些症状给人一种全身无力并即将晕倒的印象。事实上晕厥确实常会发生，持续时间从数秒钟到数分钟不等，不总是一样。当摔倒发生前，患者一般都会有提前保护意识，很少造成身体创伤。血管迷走神经性晕厥和心源性昏厥鉴别点在于：前者可回忆起昏厥前发生的事。

这是什么病？

血管迷走神经性晕厥是由于迷走神经过度兴奋（迷走神经分布于大脑、心脏及胃），导致心率减慢。同时血压以及脑血流量的下降引起大脑缺氧，常可发生意识丧失。该病的发生可由许多原因引起：压力、强烈的情绪、疼痛、恐惧、药物过量、迅速改变体位（例如从躺着一下子站起来）等。

该病常见吗？

是的，该病较为常见，约占意识丧失病因的2/3。压力缠身的人尤其容易患此病。同样的，那些服用药物，尤其是降压药以及抗抑郁药的患者，也是该病的高发人群。

有没有危险性？

血管迷走神经性晕厥虽然听起来很吓人，但绝大多数情况下都没有什么危险性。然而当该病发生时还是建议您尽快就医，因为以下几种情况可能会使病情变得严重：首先是当晕厥持续超过数分钟，其次是患者有心血管疾病（例如心律失常，详见P60），最后是有家族早期猝死的先例。

如何治疗该疾病？

血管迷走神经性晕厥往往会自愈，但是当心率持续性减慢，医生会给患者注射阿托品。

在等待医生建议期间 应该做些什么？

您可以使用湿手帕帮助患者清醒，让其平躺并抬高双脚，使动脉压回升，保证脑血流量的供应。

如何预防 该病的发生？

- 尽可能避免一切压力来源：多睡觉，时常休息。
- 注意健康饮食并多喝水，尤其是在热天或运动过后。
- 请注意用药的剂量，尤其是服用降压药以及抗抑郁药的患者。

十分严重的疾病
► 请立即拨打120急救电话

心源性昏厥

心源性昏厥常累及老年人，可引起突然发作、无任何征兆的昏厥。无论晕厥持续多久，都请立即拨打120急救电话，因为这是个十分严重的疾病。

该病的体征有哪些？

与血管迷走神经性晕厥相反，心源性昏厥发生前无任何前驱症状。有时可伴有抽搐，而该病的危险性在于昏厥可导致摔倒，继而出现挫伤、擦伤、骨折、出血等后果。该病最大的特点在于，事后患者对晕厥毫无印象。晕厥的时间从数秒钟到数分钟不等。

这是什么病？

心源性昏厥是由于大脑供氧不足导致的突然昏厥。最常见的病因为心律失常，因此所有患有心律失常的病人都可能发生此病。

该病常见吗？

对于无心脏疾病的人来说，该病极少发生。但却易发于老年人中（10%的老年人摔倒由该病导致），尤其是患有心脏疾病的老年人。

有没有危险性？

心源性昏厥比血管迷走神经性晕厥更加严重，事实上是因为心源性昏厥可导致患者在发病后1年内死亡率增至25%，5年内死亡率增至50%。在任何情况下，该病的预后取决于获得治疗的及时性。

如何治疗该疾病？

心源性昏厥的病人需要住院治疗，并进行全面的检查（尤其是心电图，Holter24小时动态心电图，心超，脑电图）以确立病因。有些患者还会需要安装起搏器。

心肌梗死

该病的临床表现可为胸痛伴全身不适症状（详见P68）。

肺栓塞

该病可导致突发的意识丧失，尤其易发于老年人。其症状类似心源性昏厥，但往往会伴有呼吸困难（详见P67）。

脑血管意外

任何引起肢体瘫痪（即使是局限性的瘫痪）的不适都可能是脑血管意外的表现（详见P154）。

心跳骤停

若是患者呼吸暂停，并且无应答，很有可能是发生了心跳骤停（详见P246）。

我感到恶心，伴呕吐/腹泻

恶心、呕吐及腹泻作为常见病，往往不会促使人就医或去看急诊。若是这些症状单独出现，有时需要咨询专业人士，尤其是当患者为婴幼儿或老年人时，但情况可能并不严重。相反的，若是恶心伴呕吐/腹泻伴随其他不适症状，请积极前往就医，因为这可能是危及生命的急症。

恶心伴呕吐/腹泻自查表：

- ❑ 您是否患有慢性病？
- ❑ 患者是否为婴幼儿？
- ❑ 您是否有腹痛？
- ❑ 您是否有发热？
- ❑ 大便中是否带有黏液或血液？
- ❑ 您是否有胃胀？
- ❑ 您是否有里急后重（有紧急的排便欲望，但到了厕所却排不出来）？

➧ **如果您符合以上至少一条情况的话，请仔细阅读以下内容！**

主要症状

不太严重的症状

▶ 请咨询您的家庭医生

- 水样腹泻，不伴有发热、乏力及头晕
- 恶心，并呕出未消化的食物（除非患者为婴幼儿、老年人或慢性病患者）

严重的症状

▶ 请立即就医或是看急诊

- 婴幼儿、老年人或慢性病患者出现恶心，并呕出未消化的食物
- 腹泻、恶心或呕吐伴有以下至少1个症状
  - 影响身体一般状况：乏力、体重下降、无法自行起身、苍白、极度口渴
  - 腹痛
  - 发热
  - 大便中带有黏液，或有肉眼可见的血液
  - 呕吐物中含血液（详见P118）
  - 腹胀（详见P80）

与恶心伴呕吐/腹泻有关的主要疾病

严重的疾病

▶ **紧急医疗建议**

胃肠炎（急性感染性腹泻）

消化系统的感染就是我们常说的"胃肠炎"，该病多发生在冬季，一般来说并不严重。但还是请保持警惕，胃肠炎也有可能导致脱水，尤其是当发生在婴幼儿、老年人或慢性病患者身上。

该病的体征有哪些？

胃肠炎会引起恶心、不同程度的呕吐，以及不同类型的腹泻。

侵袭性腹泻：表现为持续的便意（但拉不出来）、剧烈的腹痛、在排便前有反复且疼痛的假性肛门收缩，并且往往大便中带有黏液或是血液。侵袭性腹泻还常会伴有发热、以及身体的虚弱。

分泌性腹泻：在变成100%的水样腹泻之前，排泄物中还尚有一些粪便存在。分泌性腹泻会引起持续的、急迫到无法等待的便意。与侵袭性腹泻不同，分泌性腹泻不会引起发热，也不会伴有腹痛，但其可导致更频繁的呕吐，所以还是请警惕脱水的发生。

这是什么病？

急性感染性腹泻更常被人们称为胃肠炎，即对应胃肠道的炎症。2/3的情况下由病毒引起，但细菌感染也占了20%（大肠杆菌、沙门氏菌、葡萄球菌），阿米巴感染占了5%。胃肠炎的发病机制为：这些微生物的增生引起了肠道壁的炎症，于是肠道壁的细胞或者被微生物本身损害，或者被微生物释放的毒素损害。结果：肠道黏膜出现裂口，以及受损细胞的碎片也通过大便排出体外，这就是引起胃肠道症状的原因。

该病常见吗？

每年冬季，胃肠炎可侵害全球数百万人，尤其是在北美及欧洲。但儿童、老年人以及慢性病患者（详见P216）或是从热带国家归来的人（详见P134）更容易患此病。无论如何，还请熟知有一些食物特别容易引起胃肠炎（生贝壳类、未熟/不太熟的牛肉、未消毒的乳制品、鸡蛋……）。

有没有危险性？

如今在法国，该病并没有什么危险性，但还是请小心该的并发症，虽然极少发生但却会引起严重后果。其中最严重的便是脱水，当婴幼儿、老年人患胃肠炎时，脱水可以很快发生（婴幼儿腹泻1～2天便可导致脱水），甚至还可引起死亡。其他可能的并发症还包括：结肠扩张、结肠穿孔（有时会伴有大量出血），或腹膜炎。

如何治疗该疾病？

治疗的第一步为补液，可以口服的话尽量口服补液。若是由于呕吐导致无法口服补液，则可采取静脉补液（此时便需要住院治疗）。一般来说这些治疗便已足够，但若为顽固腹泻伴发热（超过3天未愈），尤其是发生在婴幼儿、老年人以及慢性病患者身上，则会以抗生素为基础进行抗感染治疗。

在等待医生建议期间
应该做些什么？

请大量喝水，并以淀粉类食物为主（米、面），避免易刺激肠道的食物，例如乳制品、果汁、咖啡或酒精。但请注意，在没有医生建议的情况下，不要自行服用洛派丁胺及地芬诺酯类止泻药（尽管这些药可以在药店买到）：这些药确实可以使肠道蠕动减慢，但这样一来就促进了微生物在肠道内繁殖，因此反而会加重胃肠炎。

如何预防
该病的发生？

要知道胃肠炎的传染主要是通过手的接触、水源以及被污染的食物，所以请注意以下这些个人卫生防护：
- 勤洗手，特别是在饭前、便后及流行季节内。
- 彻底清洗蔬菜及水果，请注意食物的保质期（尤其是肉类及鱼肉），尤其不要吃闻起来有可疑味道的食物。

🩺 集体性食物中毒

常常由葡萄球菌或沙门氏菌引起。根据经验，集体性食物中毒一般并不严重。但还是请警惕婴幼儿及老年人易发生脱水。

该病的体征有哪些？

食物中毒一般在进食可疑食物的6～48小时后出现临床症状，但若为沙门氏菌感染的话可提前至1小时。腹痛首先来袭，恶心呕吐紧随其后，最后是出现腹泻。往往还会伴有发热，头痛，寒战以及全身乏力。这些症状可持续3～5天。在任何情况下，若是共同进食的人群中，有至少两人出现了腹泻症状，就几乎可以确认是发生了食物中毒。

这是什么病？

常被称为食物中毒，该病是由于被吞入肠道内的细菌增殖所致。70%的情况下是由沙门氏菌引起的，但有时葡萄球菌以及产气荚膜梭菌也可引起食物中毒。这些细菌最常见于储存不当的乳制品、肉类、猪肉、蛋及鱼类中（例如储存食物的冷链坏了）。无论何种情况下，找到致病的食物十分重要。

该病常见吗？

根据法国公共卫生监控研究所（InVS）2014年的统计数据，每年有1380户家庭发生集体食物中毒（与2013年相比，增加了2.5%），累及12000人，导致了649人住院。但这可能是被低估了的一个数据，因为并不是所有发生的食物中毒都被通报了。

有没有危险性？

很少有危险性，因为80%的患者会在3天内自愈，死亡率极其低。身体较弱的人确实会更加危险，但它们的死亡风险也低于1%。

如何治疗该疾病？

除了大量饮水进行补液外，一般不会采取其他治疗措施。抗生素治疗可能也对食物中毒无效，但考虑到潜在的风险，还是请尽快就医。

在等待医生建议期间 应该做些什么？

和胃肠炎一样，需要大量饮水，以淀粉类食物为主（米、面），避免易刺激肠道的食物，例如乳制品、果汁、咖啡或酒精。但请注意，在没有医生建议的情况下，不要自行服用洛派丁胺及地芬诺酯类止泻药（尽管这些药可以在药店买到）：这些药确实可以使肠道蠕动减慢，但这样一来就促进了微生物在肠道内繁殖，因此反而会加重食物中毒。

如何预防 该病的发生？

集体卫生措施（冷链、个人清洁）的监管不佳，往往是导致集体性食物中毒的原因。所以这些卫生措施都需要严格把控。

我变得不能说话或是上肢/下肢不能动

毫无疑问，这绝对是需要立即拨打120急救电话的情况！变得不能说话、肢体不能动都是脑血管意外的表现，即使有时这些症状只持续几分钟。请绝对不要掉以轻心，该病在65岁以上人群中较为常见，有时还可导致严重的后果。对于脑血管意外的抢救，需要抓紧每分每秒，因为该病的预后取决于获得治疗的及时与否。

■ 不能说话、上／下肢不能动 自查表：

☐ 您是否在腿部、手臂或是脸部感到肌力下降、麻木或是感觉缺失？

☐ 您是否有一侧肢体或脸部开始麻痹？

☐ 您是否有突然的视力下降？

▶ **如果您符合以上至少一条情况的话，请仔细阅读以下内容！**

■ 主要症状

🚑 十分严重的症状

▶ 请立即拨打120急救电话

> ▶ 无明显诱因下出现说话困难，或上／下肢不能动

> ▶ 身体某一部位（尤其是手臂、腿部及脸部）出现肌力下降、麻木或是感觉缺失

> ▶ 感到麻痹，尤其是当半侧身体出现麻痹

> ▶ 视力突然下降

注意： 任何以上症状出现后的缓解，绝不意味着病情的改善，请尽快就医！

与不能说话、上/下肢不能动有关的主要疾病

🚑✚ 十分严重的疾病

▶ **请立即拨打120急救电话**

🚑 脑血管意外（脑卒中）

脑血管意外可分由脑内动脉堵塞所致的缺血性脑卒中，以及由血管破裂导致的出血性脑卒中。脑卒中又被称为脑梗，是十分常见的疾病，尤其是在老年人中。发生脑卒中时请一定要尽快就医，以避免死亡及减少后遗症。

该病的体征有哪些？

大部分脑卒中以身体某一部位突发的麻木、肌力下降以及感觉缺失为表现，并且可以迅速发展成完全的麻痹。以上症状还可伴有言语困难（找词困难及发音不清），有时还有视力障碍（例如一半视野的缺损）。如果这些症状只持续几分钟，我们称之为短暂性脑缺血发作。但请注意，这和脑卒中一样严重。所以无论症状持续多长时间，都需要立即拨打120急救电话。

这是什么病？

脑卒中分以下两类。

缺血性脑卒中：这明显是最多见的（占了80%），也被称为脑梗，是由于营养大脑的动脉堵塞所致。结果：脑血流量下降，导致脑缺氧（P155上图）。动脉堵塞通常是由于血管内脂质（尤其是胆固醇）积累过多而改变了动脉壁结构——我们称之为动脉粥样硬化。当然脑梗还有其他危险因素，包括心律失常、高血压、吸烟、高脂血症以及糖尿病。

出血性脑卒中：占了脑卒中的20%，是由脑血管破裂导致的出血（P155下图）。该病可直接导致一部分脑细胞的死亡，也可由出血对脑组织的压迫产生间接损伤。无论是哪种情况，都会有一部分脑细胞产生不可逆性的损伤。后遗症的严重程度取决于脑内受损部位其支配的功能，但有一件事是肯定的，受损范围越大，预后越差。

该病常见吗？

是的，十分常见。该病最易累及65岁以上人群，占全部患者的3/4，但年龄并不是唯一的危险因素，还有其他一些也会增加患脑卒中的风险，其中最重要的包括：高血压、心律失常、肥胖、糖尿病、吸烟以及高胆固醇。该病如此高发，以至于它已成为非创伤性致残的首位病因，并且是继于阿尔茨海默症之后导致痴呆的第二位病因，也是继心梗及癌症后致死的第三位病因。

有没有危险性？

该病具有一定危险性，发病后一个月内的死亡率高达20%，一年内的死亡率近1/3。法国每年死于脑梗的病人数约为50000人（发病率为每年150,000人）。该病的后遗症也很严重：言语障碍（失语）

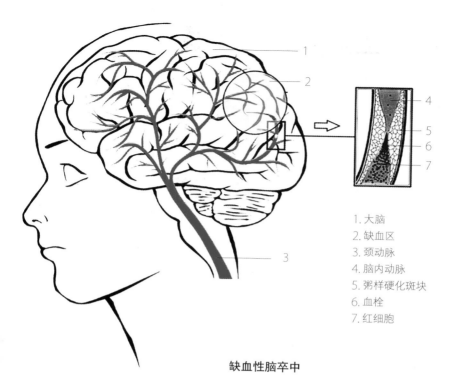

1. 大脑
2. 缺血区
3. 颈动脉
4. 脑内动脉
5. 粥样硬化斑块
6. 血栓
7. 红细胞

缺血性脑卒中

侧位　　　　　　　　　正位

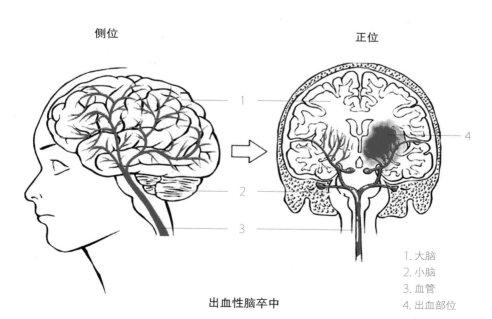

出血性脑卒中

1. 大脑
2. 小脑
3. 血管
4. 出血部位

及写字障碍可持续存在，还可遗留记忆障碍，甚至是瘫痪。近1/4患者变得生活不能自理。更糟糕的是，该病的复发率相对较高，因为7%的病人在发病后一年内会有第二次脑梗发作。唯一的好消息是：若是脑卒中得到十分及时的治疗，现有的医疗技术水平可以保证患者得到完全康复。

如何治疗该疾病？

一旦医疗急救队接到患者，会被直接送至脑卒中中心进行CT或MRI检查。该病有许多治疗方式。当为缺血性脑卒中时，会给患者使用溶解血栓的药物，以帮助疏通堵塞的血管。同时还会在堵塞的血管内置入导管以取出血栓，我们称之为"血栓切除术"。当为出血性脑卒中时，医生会监测血压，在一些情况下还可采取手术治疗。无论是哪种情况，患者都需要住院治疗。

在等待医疗急救队期间 应该做些什么？

知道何时出现最早的神经症状十分重要，需要精确到分钟。还要关注患者目前在服用何种药物，尤其是抗凝药及降糖药。最好是找到最近的一次药物处方，就诊时提供给医生。

如何预防 该病的发生？

有研究显示，积极治疗高血压、减肥、戒烟、以及控制高脂血症可以减少80%的患脑卒中风险。所以请采取健康的生活方式，尤其是饮食方面，需要限盐限油，多吃水果及蔬菜。患有心律失常的患者请规律服用医生开具的药物（一般以抗凝药物为主）。

我感到呼吸困难

可以想象，因呼吸困难而拨打急救电话的情况绝不在少数。正常情况下呼吸是不费力的，但是一旦有一丝问题，我们很快就会感到喘不上气、缺氧，这使我们恐慌。无论是何种情境下发生的、或是何种症状伴随有呼吸困难，都需要立即拨打120急救电话！接到电话的医生会评估病情危急程度，并根据情况展开适当的救援。

> **注意：** 如果您在用力呼吸后还有呼吸困难，请立即拨打120急救电话，无论当时伴随何种症状。

▌ 主要症状

🚑 十分严重的症状

▶ 请立即拨打120急救电话

➤ 任何的呼吸困难伴随以下一个或多个症状：

- 呼吸音呈哮鸣音
- 意识障碍（昏睡或是激惹状态）
- 面色发灰，或是手指呈青紫色
- 胸部疼痛

▌ 与呼吸困难有关的主要疾病

🚑 十分严重的疾病

▶ 请立即拨打120急救电话

🚑 急性重症哮喘

请不要轻视哮喘。当哮喘发作时，若患者身边没有药物，或是药物没有发挥作用（有时可发生），患者可很快出现呼吸困难（详见P220）。

🚑 肺栓塞

本书的P67详细介绍了该病，而呼吸困难正是肺栓塞的主要临床表现之一，尤其是当还伴有胸痛时。该病的发病原理是由于下肢静脉来源的血栓堵塞了肺动脉。

🚑 肺水肿

急性肺水肿的主要症状之一就包括呼吸困难（详见P242），常见于心衰患者。该病的发病原理为：心衰时心脏无力向血管内泵血，心腔因泵不出去的血而扩张，而此时肺内的血液回不去心腔，积聚在肺内导致肺水肿。

🚑 气胸

气胸是导致呼吸困难常见的疾病（详见P70）：气体突然出现在肺和胸膜（胸膜为覆在肺表面的结构）之间导致了肺被压缩。气胸导致的呼吸困难还常会伴有胸痛。

我有视觉障碍

注意！引起眼睛疼痛的疾病大多都不太严重（详见P40），但有时引起视觉障碍的疾病可能非常严重。视觉障碍无论是发生于单侧眼还是双眼，都表现为视力的突然下降、出现光斑等。无论如何，请立即前往就医以减少留下后遗症的风险。

■ 视觉障碍**自查表：**

❑　突发的完全性视力丧失仅累及一侧眼睛吗？

❑　您的身体是否开始感到麻痹，并且您变得不能说话？

❑　您眼前是否有黑点出现？像有蚊子在飞，或是像眼前下着蒙蒙细雨？

❑　您在看发光物体的时候，物体边缘是否有光点或是光晕？

❑　您的视野边缘是否出现了一片黑影，或是像遮上了一层黑纱？

❑　在视力下降的同时，是否伴有眼球疼痛或是眼睛发红？

➤　**如果您符合以上至少一条情况的话，请仔细阅读以下内容！**

■ 主要症状

严重的**症状**

▶ **请立即咨询医生或是去看急诊**

➤　视野出现缺损

➤　视野中出现飞蚊或是细雨般的黑点

➤　视野边缘出现阴影或是像遮上了黑纱

➤　在视力下降的同时，伴有眼球疼痛或是眼睛发红

十分严重的**症状**

▶ **请立即拨打120急救电话**

➤　单侧眼球突发完全性失明

➤　视力障碍伴随身体开始麻痹

➤　视力障碍伴随言语困难

与视觉障碍有关的主要疾病

严重的疾病

▶ **紧急医疗建议**

急性青光眼

视觉障碍伴随有眼痛或眼睛发红，往往是由急性青光眼引起的。（详见P44）

视网膜脱离

该病最多见于近视患者，及受到眼部外伤的患者。在初发症状出现时就请警惕小心，因为若是不予以治疗，视网膜脱落可很快发展成彻底失明！

该病的体征有哪些？

眼睛不发红，也不疼。但是视野中会出现飞蚊或细雨般的黑点、光点或光晕（我们称之为假光觉），甚至是视野周边出现黑影或是像遮上黑纱。注意：当视野开始缩小——手指从鼻前移向耳侧时突然从视野中消失——这意味着脱离的为中央部的视网膜。此时请尽快就诊，以避免发生不可逆的后遗症。

这是什么病？

视网膜脱离最常见于视网膜有缺口存在时，而视网膜是眼球内捕捉视觉信号并传输

到大脑的结构。由于有缺口的存在，房水乘虚而入，导致视网膜表面结构脉络膜的剥离（P163图）。结果：脱离的那一块视网膜无法再起到视觉传输的作用。

该病常见吗？

视网膜剥离相对较为少见，但在40岁之后其发病率有所上升。实际上视网膜剥离有许多高危因素：近视（越是度数深，发生概率越高）、视网膜损伤、家族有先例、有眼部创伤史（即便是很久以前受的伤，尤其是格斗运动中受的伤）、有眼部手术史（也包括白内障手术等简单手术），甚至是糖尿病、严重高血压。此外，如果您曾发生过视网膜脱离，也请警惕，因为另一只眼"重蹈覆辙"的概率有10%。

有没有危险性？

若是治疗得足够早，视网膜脱离治疗起来容易且可以不留任何后遗症。但还是请格外小心，因为该病进展迅速，若是不予处理可导致彻底失明。

如何治疗该疾病？

病人需在眼外科治疗：手术通过穿刺引流房水并修补视网膜缺损，以使脱离的视网膜复位。手术在全身麻醉或是局部麻醉下进行。

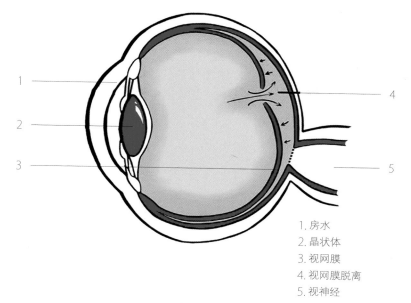

1 ——

2 ——

3 ——

—— 4

—— 5

1. 房水
2. 晶状体
3. 视网膜
4. 视网膜脱离
5. 视神经

视网膜脱离

在等待医生建议期间
应该做些什么？

除了尽快赶往医院就医，没什么可以做的。

如何预防
该病的发生？

高危人群需要定期进行眼科检查，并且在有任何视力问题时积极就医。同时发生过视网膜脱离的患者也需要格外注意。

🚑 十分严重的疾病

▶ 立即拨打120急救电话

🚑 视网膜动脉阻塞

该病可导致视力突然下降，需要抢救治疗！在初发症状出现后的 1～1.5 小时后，该病治愈的希望就很渺茫了。

该病的体征有哪些？

单侧眼出现无痛性视力丧失，并且前驱症状往往在发病前数周就可以出现。患者也可出现短暂性失明，一侧眼视力丧失一般不超过1分钟。

这是什么病？

视网膜中央动脉的作用是给视网膜供血，而当动脉阻塞时后果是极严重的。患者可突然出现视觉障碍，造成失明。该病往往是由于炎症性疾病导致，尤其是Horton综合症。但也可以与血管内存在小血栓或动脉粥样硬化（脂质沉积于动脉壁最终堵塞血管）有关。

该病常见吗？

所幸该病较为罕见，每1万个至眼科就诊的患者中仅有1例为视网膜动脉阻塞，且98%的情况下为单眼受累。然而该病的发病率会随着年龄的增长而增长，平均发病年龄在60岁以后。

有没有危险性？

该病的预后极差因为视网膜受损严重。并且若是距最初症状发生已过了1～1.5小时，那该病几乎失去了治愈的希望。最终患者的视力，由于仍有侧支动脉给一小部分视网膜供血，所以20%的情况下视敏度会高于1/2，但70%的情况下会低于1/20。

如何治疗该疾病？

若是该病没有尽早诊断，则治疗效果十分有限。但对于原发病Horton综合症来说，在眼部症状尚未出现前，便可静脉使用激素治疗。

在等待医生建议期间
应该做些什么？

在除了宽慰患者直至到达医院，其实并没有什么特别的事情可做。

如何预防
该病的发生？

－ 首先要控制该病的危险因素。有动脉粥样硬化的患者要监测自己的心血管高危因素：糖尿病、高血压以及血脂情况。患有Horton综合症的患者，严格遵医嘱用药是预防复发最好的方法。
－ 建议可长期服用阿司匹林。
－ 无论如何，请保证有最低限度的运动（每天至少步行30分钟）。

🚑✚ 脑血管意外

任何视觉障碍伴有麻痹或是言语困难（患者说话困难）都有可能是脑血管意外（详见P154）。

我有小便情况改变

　　排尿困难、尿灼烧感、尿意频繁……这类泌尿系统疾病十分常见，每年有数百万人受累。但请您放心，一般来说这些都不是严重的疾病（往往是轻微的感染导致，尤其是膀胱炎），只需要简单的门诊就诊便可解决问题。但请注意，若是出现发热、排不出尿，需要立即前往专科就诊。

■ 小便情况改变自查表：

- ❑ 您同时有发热吗？
- ❑ 您是否感到极度乏力、恶心或是寒战？
- ❑ 您是否排不出尿？
- ❑ 患者是儿童或老年人吗？

➤ **如果您符合以上至少一条情况的话，请仔细阅读以下内容！**

■ 主要症状

✄ 不太严重的症状

▶ 请咨询您的家庭医生

➤ 没有怀孕的女性患者有小便情况改变，但是不伴发热（除非她小于16岁或大于56岁）：

- ● 排尿困难、排尿时有灼烧感
- ● 频繁的尿意，甚至是不间断想上厕所
- ● 出现血尿（详见P114）

➤ 出现小便情况改变，但以往没有慢性病史也没有泌尿系统器官的先天畸形（膀胱、肾脏）

♻ 严重的症状

▶ 请立即咨询医生或是去看急诊

➤ 任何小便情况改变伴有发热

➤ 任何小便情况改变伴有全身症状：极度乏力、恶心、呕吐或是寒战

➤ 所有排不出尿的情况

➤ 儿童、青少年、老年人或是孕妇出现小便情况改变

➤ 有慢性病史或是有泌尿系统先天畸形的患者出现小便情况改变

与小便情况改变有关的主要疾病

严重的疾病

▶ 紧急医疗建议

急性前列腺炎

急性前列腺炎除了会引起泌尿系统症状外，还会导致发热及腰痛。这虽不是什么危急的病，但也请不要疏忽大意，尽早治疗以避免复发及并发症。

该病的体征有哪些？

泌尿系统症状突然出现：排尿时有灼烧感、排尿困难或是尿频。这些症状可单独出现也可以一起发生，往往还会伴有发热、寒战及腰区疼痛。请注意任何男性患者出现不明原因发热都需要考虑前列腺炎的可能。

这是什么病？

前列腺是位于膀胱底部的一个腺体（是尿道和生殖管道共同经过的结构），可分泌精液，并在射精时与精子一起射出。前列腺炎仅见于男性，顾名思义即指前列腺的炎症。该病有时可通过性接触传播，往往由细菌感染导致（尤其是大肠杆菌）。细菌在男性泌尿器官内繁殖，最后定植于前列腺导致发病。

该病常见吗？

相对而言较为常见。急性前列腺炎累及约1%的成年男性，并且发病率随着年龄增长而增长。

有没有危险性？

前列腺炎最主要的问题是它的复发及慢性化，尤其是当治疗不佳时（例如过早停用抗生素）。前列腺炎也可导致并发症的发生，例如急性尿潴留（详见P170）。若是前列腺炎未能及时诊断，还可导致全身感染扩散，也就是常说的"败血症"。

如何治疗该疾病？

需要先行尿常规化验以确立诊断并明确致病菌。随后便会给病人以抗生素治疗。该病治愈后，有时还需要进行B超及抽血化验以确认前列腺有无其他病变。

在等待医疗急救队期间应该做些什么？

请大量喝水以增加尿量。同时也可以服用1000mg扑热息痛以解热。

如何预防该病的发生？

- 建议使用避孕套，因为有时该病可通过性行为传播。
- 请多喝水，并避免辛辣刺激性食物（酒精、咖啡因、茶碱、辣椒等）。

- 注意减压，因为压力会破坏机体免疫，使病原菌有机可乘。
- 有一些医生认为高强度的自行车骑行也是该病的一个高危因素，所以请注意避免。

🩺 肾盂肾炎

病变位于肾脏，由细菌感染导致的肾盂肾炎，其临床表现与膀胱炎相似，但患者还会有发热。根据经验肾盂肾炎并没有太大的危险性，但是要小心并发症的可能，一些并发症还需要住院治疗。

该病的体征有哪些？

与膀胱炎的症状类似：排尿时有灼烧感、排尿困难或是尿频尿急。同时还有发热，有时会在这些症状之后单独出现。一般疼痛会在腰部出现，可以是自发疼痛，也可以是触痛。除了以上所有症状外，寒战、消化系统症状以及头痛也常会出现。注意！当新生儿出现不明原因的发热、小便时哭闹、小便颜色或气味异常甚至是出现腹泻时都有可能是肾盂肾炎。

这是什么病？

急性肾盂肾炎是一种由细菌感染导致，病变位于肾脏、对应输尿管（输尿管是将肾脏产生的尿液输送到膀胱的器官）的一种疾病（右图）。和膀胱炎一样，引起感

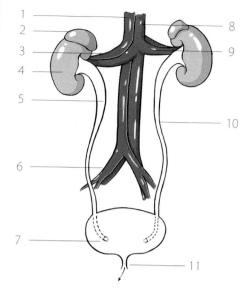

1. 腹主动脉　　7. 膀胱
2. 肾上腺　　　8. 下腔静脉
3. 肾动脉　　　9. 肾静脉
4. 肾　　　　10. 输尿管
5. 股动脉　　11. 尿道

泌尿器官

染的致病菌，在超过75%的病例中为大肠杆菌。

该病常见吗？

是的，很常见。数以万计的患者中，超过半数需要住院治疗。该病更易累及女性，并且怀孕女性也是高危人群。

有没有危险性？

根据经验，该病若处理得当并没有特别的危险性。治疗可使绝大多数患者退热以及泌尿系统症状在3天内消失。请不要拖延治疗，因为未经治疗的肾盂肾炎有发展成败血症的可能（感染全身扩散），而败血症是有致死危险的。还请小心可能出现、并需要住院治疗的并发症。当发热超过72小时、泌尿系统有畸形、或存在结石时，患者有肾脏脓肿形成的危险。当为老年患者、慢性病患者（糖尿病、癌症、HIV阳性……）或新生儿时，他们的免疫力低下，所以需要格外警惕。

如何治疗该疾病？

与治疗其他泌尿系统感染一样，在经尿常规检查确诊后，医生会立即给病人开具抗生素。大多数情况下是嘱患者回家口服药物，但高危患者会需要住院治疗。

在等待医疗急救队期间
应该做些什么？

请大量喝水以增加尿量。同时在没有服药禁忌症的情况下也可以服用1000mg扑热息痛以解热。

如何预防
该病的发生？

最好的办法是控制急性膀胱炎的高危因素，因为肾盂肾炎往往由膀胱炎导致。请参照

以下建议：
- 请大量喝水多排尿，可减少细菌感染的可能。
- 一有便意就去排尿，不要憋尿。
- 不要使用私处香水，也避免洗泡泡浴，请尽量穿棉质内衣裤。

🩺 急性尿潴留

绝大多数患者为男性，急性尿潴留会导致盆部疼痛，但好在该病很少见。一旦出现症状，请尽快就医，否则肾脏若是受损会导致肾功能不全。

该病的体征有哪些？

无法排尿导致下腹部疼痛，与胀大充盈的膀胱有关。有时候血尿（详见P114）会比疼痛先出现。在老年患者中，急性尿潴留还可导致行为改变或是意识混乱。

这是什么病？

急性尿潴留是指突然无法排尿，导致膀胱充盈胀大。往往是由于膀胱以下的尿路堵塞所致：前列腺肿大（占了2/3的病例），尿中出现血凝块（详见P114），膀胱瘫痪或是泌尿系统感染。

该病常见吗？

该病很少见，仅占泌尿科就诊原因的3%。男性最容易受累，90%的患者为男性。

有没有危险性？

如果您突然无法排尿，请千万不要拖延就诊，因为急性尿潴留会损伤肾脏并导致肾功能不全。当然还有其他的危险性：若膀胱长时间未排空，可发生破裂。此时便需要行手术治疗。

如何治疗该疾病？

通过腹部B超检查确诊后，急诊医生会给病人插导尿管以排空膀胱。

在等待医生建议期间
应该做些什么？

其实并没有什么可以做的，当无法排尿时请不要再喝水增加膀胱负担。

如何预防
该病的发生？

– 尽量预防泌尿系统感染（详见P166）。
– 避免危险因素：长时间不停歇地驾车出行、服用促进尿潴留的药物（例如阿托品类药物）。

我感到头晕

　　头晕是十分常见并且引起强烈不适的症状。头晕可以根据患者的感觉分两种：若是患者感到附近的事物在动时，我们称之为旋转性眩晕；而当患者感到自己的身体在动时，我们称之为线性眩晕。头晕并不一定就是很严重的疾病，但还是需要严肃对待。若头晕是由脑部疾病引起的，需要立即拨打120急救电话，此时性命攸关。

■ 头晕自查表：

❑ 您是否站立困难？

❑ 在您没有喝酒的情况下，是否有喝醉酒的感觉，并且走路无法走一直线

❑ 头晕伴随有恶心、呕吐吗？

❑ 您是否不能正常说话或是清晰发音？

❑ 您是否同时有脑后部头疼或颈部疼痛？

❑ 是否有意识混乱或是视觉障碍？

➤ **如果您符合以上至少一条情况的话，请仔细阅读以下内容！**

■ 主要症状

严重的症状

▶ 请立即就医或是看急诊

➤ 头晕伴随以下至少一个特征：

● 突然发生或是逐渐加重的头晕，使人无法站立

● 伴有恶心或呕吐

● 有喝醉酒的感觉（尽管未喝酒）并且走路无法走一直线

➤ 头晕持续超过2小时

✚ 十分严重的症状

▶ 请立即拨打120急救电话

➤ 突发的剧烈头晕，伴随以下至少一个症状：

● 颈部疼痛

● 脑后方疼痛

● 发音不清或是不能正常说话

● 肢体或是脸部有麻痹感

● 有视觉障碍或是视物重影

● 意识障碍

与头晕有关的主要疾病

严重的疾病

▶ 紧急医疗建议

周围性眩晕

与我们所想的不同，周围性眩晕并不是一种症状而是一组与内耳有关的疾病总称。根据经验来看，该病并没有特别的危险性，但还是需要尽快就医。

该病的体征有哪些？

取决于疾病的病因：

美尼尔综合征：当压力、疲惫状态下，或是夜间突然发作的眩晕，在数分钟内达高峰。头晕呈旋转性（所有围绕患者的事物都在旋转）同时伴有以下一个或数个症状：不适、大汗、恶心、呕吐、腹泻……耳鸣以及短暂耳聋通常在眩晕发作前出现，但患者不会出现意识丧失。眩晕发作常持续2～3小时，使人疲惫不堪。

前庭神经元炎：同样是旋转性眩晕，但它的发生不如美尼尔症状那样迅速。该病以醉酒感起病，在30～60分钟后达到高峰。前庭神经元炎常伴有恶心、呕吐，有时还会在发病前一周出现流感样症状。

良性阵发性位置性眩晕（耳石症）：往往由头部突然的位置改变引起，良性阵发性位置性眩晕突然发作并一下子达到高峰，使人感到晕头转向、恶心、大汗以及苍白。与前两者不同，该病的发作十分短暂，一般不会超过30秒。

这是什么病？

周围性眩晕包括一组耳鼻喉科疾病（不是大脑的疾病），最常见的就是美尼尔综合征、前庭神经元炎以及良性阵发性位置性眩晕。这些疾病都是由于内耳内前庭器官（P175图）受损导致。前庭器官在维持人体平衡中起到关键作用，因为它可以联系视觉及感觉，使人在站立时不晃动。所有前庭水平的异常都会导致平衡障碍，于是我们就会有周身环境（墙壁、天花板、物体）在旋转的错觉。病因根据各个病的病理不同而不同，但往往只累及一侧耳朵。美尼尔综合征很可能与内耳压力升高有关。前庭神经元炎可能是疱疹病毒、水痘病毒或流行性腮腺炎病毒感染了内耳的神经所致。而良性阵发性位置性眩晕是由于碳酸钙结晶形成的耳石，在内耳内从一个位置迁徙到了另一个位置。

该病常见吗？

周围性眩晕占了所有眩晕的3/4。这其中又以良性阵发性位置性眩晕最多见，占比超过1/3。该病可累及全年龄层，但特别容易发生在20岁以下人群。美尼尔综合征则高发于40～60岁，而前庭神经元炎就相对较为少见。

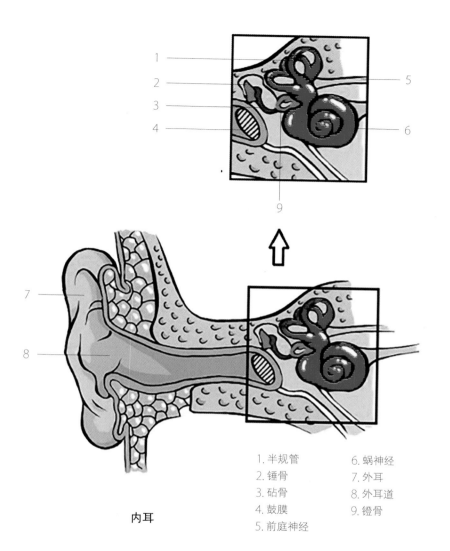

1. 半规管
2. 锤骨
3. 砧骨
4. 鼓膜
5. 前庭神经
6. 蜗神经
7. 外耳
8. 外耳道
9. 镫骨

内耳

有没有危险性？

　　请放心，无论是何种病因，周围性眩晕都不会危及生命。但还是建议患者尽早就医，找到致病原因以缓解症状。尤其是该病还可变成慢性病。

如何治疗该疾病？

　　我们不知道根治周围性眩晕的方法。有时医生会给患者开抗眩晕药及止吐药，但治疗效果十分有限。任何情况下，患者都应好好休息，并接受耳鼻喉科检查（血常规、听力检查、心脏检查、内耳CT或核磁共振）

以找到引起眩晕的病因。对于美尼尔综合征及前庭神经元炎的患者，医生还会对其进行前庭功能训练。对于良性阵发性位置性眩晕的患者，医生会在患者头部进行特殊的手法操作，使耳石复位，这就是著名的Epley复位法。

在等待医生建议期间
应该做些什么？

在头晕发作的时候，请不要剧烈运动以避免加重眩晕感及呕吐感。最好是在安静、光线暗淡的环境中坐下或是闭目躺着。若是有恶心、想吐时，在没有服药禁忌症的情况下可以服用7.5mg美托哌丙嗪（每天1～4片）。

如何预防
该病的发生？

虽然周围性眩晕没有特效药，但是以下的简单措施可以起到一定作用：
- 仰天睡觉，轻垫枕头抬高头。
- 避免急剧地向前向后摇晃头部。
- 避免烟草、酒精及咖啡因，这些都能促进头晕。
- 请多喝水，因为脱水也会促进头晕。
- 饮食中减少盐的摄入，因为有一些研究表明这有助于预防美尼尔综合征的发作。
- 请严格认真对待前庭功能训练。

十分严重的疾病
▶ **请立即拨打120急救电话**

中枢性眩晕

常与脑血管意外有关，中枢性眩晕比周围性眩晕严重得多。在症状出现时请提高警惕，因为该病需要紧急就医。

该病的体征有哪些？

症状与周围性眩晕类似（详见P174），但还常会伴随其他症状：发音不清或是说话障碍、脑袋后方疼痛、身体的一部分发麻或是麻痹、视物重影……注意！中枢性眩晕可以呈突然发作，但有时也可以像大多数周围性眩晕一样，呈缓慢起病，历经好几天甚至好几周。当有脑肿瘤存在时，病情甚至可以持续数个月。但无论如何，一旦出现以上症状请立即拨打120急救电话。

这是什么病？

与由内耳功能障碍导致的周围性眩晕不同，中枢性眩晕是神经系统疾病。主要与脑血管意外（详见P154）有关，但可以由别的疾病引起，例如脑肿瘤或是多发性硬化症。

该病常见吗？

该病较少见，但却占了近1/4因眩晕而住院治疗的病因。主要累及50岁以上的人群。

有没有危险性？

取决于病因，若是由脑血管意外引起的头晕，常见但却很严重，预后取决于医疗急救队争分夺秒的抢救速度，时间就是生命！

如何治疗该疾病？

这也取决于引起眩晕的病因。但无论如何，全面的影像学检查及头颅核磁共振检查都是必须要做的。要知道有时候还需行神经手术进行治疗。

在等待医生建议期间
应该做些什么？

若是患者处于半昏迷或是无意识状态，请使他保持侧躺的安全姿势，以免被舌头堵住气道而窒息。

如何预防
该病的发生？

最主要的是要控制脑血管意外的危险因素（详见P154）。

IV

我误吞了……
东西

我**吃了毒蘑菇**

我**误吞了药**

我**误吞了物体**

我**误吞/误吸了家庭用品**

本书中我们不讨论创伤，
但是却单独留出一章介绍当摄入有毒物质
（家庭用品、毒蘑菇、药物），
或是误吞食物时的急救措施。
因为这在生活中十分常见。
尽管大多数误吞最终并不会引起严重后果，
但有时也可以十分危急，
此时需要立即进行急救措施
以避免最坏的情况发生。

我吃了毒蘑菇

　　许多人都不敢去采摘蘑菇。蘑菇的品种成千上万，这之中仅有一部分是可食用的，同时也有一部分是有毒的，甚至有几十种有致死的毒性，其中数鬼笔鹅膏最为有名，是最危险的一种。有一件事是确定无误的：当您吃了蘑菇后，感到有任何一丝不舒服都请立即就医或去看急诊。与我们所想的恰相反，其实症状出现得越晚，病情就越严重。但请放心，致死的毒蘑菇极为少见。

■ 吃了毒蘑菇自查表：

❏ 您是否有腹痛伴有腹泻、呕吐等消化系统症状（类似胃肠炎），但没有发热？

❏ 您的皮肤及眼睛有发黄吗？

❏ 用牙刷刷牙时会有出血吗？

❏ 在没有摄取酒精的情况下是否会有醉酒感？

❏ 是否有听幻觉或是视幻觉？

❏ 是否有手脚处发麻伴疼痛或灼烧感？

❏ 皮肤上是否有出现紫红色或是红棕色的斑块？

➤ **出现任何细微的症状都请立即就医或是去看急诊，尤其是当您有以上至少一条表现时。**

■ 与吃了毒蘑菇有关的主要的疾病

⚕ 严重的**疾病**

➤ 紧急医疗建议

⚕ 蘑菇中毒

有时以剧烈腹痛起病，但情况一般不太严重。仍请警惕中毒导致的肝脏或肾脏受损。

该病的体征有哪些？

消化道症状，如腹泻及呕吐（类似肠胃炎，但不伴有发热）会最先出现，有时还会伴有异常剧烈的腹痛，一般持续48小时。注意：仅这些症状就足以造成体弱患者脱水而休克，例如老年患者。一般来说，若是在此基础上病情没有进一步恶化，就不用太担心。若是在接下来的几天内还有其他症状出现，预示病情的严重性。患者的皮肤及巩膜可变黄色，在刷牙时可出现出血，这些都是肝脏受损的表现。毒性最强的鬼笔鹅膏菌就可以导致肝损。还有一些患者还可出现皮肤红棕色或紫红色斑块、醉酒状态、幻觉、大量出汗、手脚疼痛伴发麻或灼烧感。要知道，所有这些症状出现得越早，中毒程度就越轻。相反的，若是症状在食用蘑菇6小时后出现，很有可能中毒较深。

这是什么病？

重度蘑菇中毒往往是由于蘑菇中的毒素（有毒分子）所致，有时毒素会攻击人体的重要器官，例如肝脏或是肾脏，其损伤可以严重到使脏器无法正常运作。在极严重的情况下甚至还需要器官移植治疗。

该病常见吗？

蘑菇中毒并不太常见，但每年仍有数千例病例，大多发生在秋季。

有没有危险性？

请您放心，危险性较小。在每年因蘑菇中毒的患者中，仅有10～20例十分严重需要抢救。而致死率高达90%的鬼笔鹅膏菌中毒是极为少见的。

如何治疗该疾病？

首先需要为患者补液，通常为在医院内经静脉补液。只有当患者病情严重，或是生化检查出现异常（例如凝血功能障碍）时才会送入抢救室治疗。

在等待医生建议期间 应该做些什么？

记录下出现初始症状的时间，记得留取一部分食入蘑菇的样本，以便直接鉴别品种。还请提醒所有食用了该蘑菇的人尽快就医。

如何预防 该病的发生？

- 不要采摘您不认识的蘑菇。不确定时，请连根采摘以便在食用前鉴别品种。注意：有些可食用的蘑菇也有可能带毒！
- 请避免采摘路边、种植区或是工业区的蘑菇，因为这些蘑菇吸收了许多环境污染物。
- 不要将数个品种的蘑菇混合在一起，以免产生污染。也不要在冰箱内存放超过48小时。

我误吞了药

　　药物中毒十分常见，这甚至是导致30岁以下人群住院的首要原因之一。此类意外常见于儿童不小心吞下药物、老年人错误服用了药物，甚至是人们想靠吞药自杀。但请放心，绝大多数情况下这些病人的结局都较好。仍请保持警惕：误吞药物后无论是否出现症状，都请拨打120急救电话！

■ 误吞药物自查表：

❑ 患者是处于昏睡、昏迷状态，还是处于激惹状态？

❑ 患者是否有异常的行为表现，像是极度兴奋或是胡言乱语？

❑ 患者是否呼吸极慢且伴有呼吸暂停，或是相反呼吸极快？

❑ 患者昏迷期间是否有打鼾般响亮的呼吸声？

➤ **请注意此时情况十分严重！即使没有任何症状，也请立即拨打120急救电话。**

■ 与误吞药物有关的主要疾病

🚑 十分严重的疾病

➤ **请立即拨打120急救电话**

🚑 药物中毒

常见于老年人及企图自杀者，此类中毒一般不太严重。但即使没有症状也请立即拨打120急救电话，以避免最糟糕的结局。

该病的体征有哪些？

请小心：有时在一段时间内不会有任何症状，因为有些脏器的功能障碍会较晚出现 —— 尤其是肝脏。当然还取决于误吞了什么药。一般来说，药物中毒会导致大脑受损，使患者出现昏睡状态。更严重一点则会出现昏迷，有时还会有心律失常，还会影响呼吸。要知道呼吸变慢是个预警症状，因为可发展成呼吸完全暂停，出现窒息（详见P254）、甚至是心脏骤停（详见P246）。患者还可感到强烈不适伴有心悸，且痉挛也时有发生。在任何情况下，服药后出现的行为异常都需要警惕！

死亡率近2%～3%，急诊就诊患者死亡率低于1%。

这是什么病？

药物中毒是指误服用了某药物（故意或无意的）或过量服用了某药物。大多数情况下涉及以下两类药物：精神类药物（安眠药、抗抑郁药、镇静剂以及一些镇痛药），企图自杀者会大量服用此类药物；以及心脏疾病患者或高血压患者服用的心血管疾病药物。后者占药物中毒的少数，但却是目前来看最危险的一类，要知道服用大剂量的扑热息痛也可以造成中毒。

该病常见吗？

药物中毒占了所有中毒病例的80%，是导致30岁以下人群住院的常见原因之一。服用过量药物也是企图自杀者最常用的自杀手段。根据统计，法国每年药物中毒的发病率为每1000居民4例。

有没有危险性？

取决于服药的药物、吞服的量、以及救治的速度。但有一件事是确定的：心血管药物中毒（为心脏病患者及高血压患者开的药）是最危险的。死亡病例常发生在大量服用药物，以及未及时发现的情况下。甚至在昏迷期间出现的并发症，例如窒息（详见P254），也可以导致患者死亡。如今随着医疗急救水平的提高，药物中毒的死亡率有所下降，住院抢救的患者

如何治疗该疾病？

重度药物中毒的患者会被送入抢救室，不然会在急诊接受治疗。与我们的认知相反，洗胃治疗已不像从前那样常用，因为洗胃治疗仅在服药2小时内有效。此外，洗胃需要从口插入管子到胃内，并大量灌水随后再抽吸液体，此过程十分疼痛并且可导致并发症。另外，若是患者抢救及时，也可给患者使用活性炭以吸收药物。大多数药物中毒患者都会接受复苏治疗（吸氧，甚至是机械通气）或是给予保护心脏的药物。要知道对于一些药物存在解毒剂，例如扑热息痛中毒可用N-乙酰半胱氨酸解毒。

在等待医疗急救队期间
应该做些什么？

– 不要给患者催吐，因为患者可因呕吐物而窒息。也不要给患者喝水，以免增加其胃内容物。

– 若是患者失去意识，请让其保持侧躺的安全姿势（详见P250），若是患者有领带请解开领带及衣领，同时请给患者盖上衣物不要让患者着凉。

– 记录下服用药物的时间很重要，并且请收集好所有的药盒。若是没有的话，在就诊时请带上药物处方单给医生。

如何预防
该病的发生？

– 请把家中的药物放在儿童及青少年可及范围以外。

– 若是青少年或年轻人出现了抑郁症状，强烈建议去专科医院就诊。

我误吞了物体

虽然看起来不可思议，但急诊还是经常会接诊到不小心吞下了日常物品的患者：乐高玩具、电池、铅笔、鱼刺等等。并且出乎我们的意料，不仅是孩子会误吞，患者中的20%为成人。但请放心，吞下的物体经食道（通向胃的管道）的概率是经气道（通向肺的管道，故可导致窒息）的4倍。结果：吞下的物体大多经粪便排出不留下任何后遗症。但仍有一些可嵌顿在食管内，或因其危害性造成器官损伤。

■ 误吞物体后**自查表**：

☐ 吞下物体的人有没有双手放在脖子处，并且不能说话？

☐ 吞下的物体有没有特殊的危害性（电池、锋利物体）？

☐ 是否有突发的呼吸困难？

☐ 您是否感到食管内或身体其他部位有异物感？

☐ 您是否有胸痛或颈部疼痛？

☐ 您的口腔内是否满是唾液？

☐ 您是否有吞咽障碍？

➤ **当误吞了物体时，请立即咨询医生。当出现以上至少一条症状时，表明已十分危险！**

■ 主要症状

⚕ 严重的症状

▶ 请立即咨询医生或是看急诊

➤ 感到食管内或身体其他部位有异物感

➤ 胸痛

➤ 吞咽困难

➤ 颈部疼痛

➤ 吞下的物体有特殊的危害性（电池、锋利物体等）

🚑 十分严重的症状

▶ 请立即拨打120急救电话

➤ 出现窒息感，或是因不能说话而烦躁不安（详见P254）

➤ 口腔内有大量唾液

与误吞物体有关的主要疾病

🩺 严重的疾病

▶ 紧急医疗建议

🩺 食管堵塞

近80%被误吞下的物体都是进入到食管，最后随大便排出。但请注意，有时吞下的物体也可嵌顿在食管内并导致严重的并发症。

该病的体征有哪些？

食管堵塞有各种各样的症状，可以是出现胸痛（胸骨后疼痛）、颈部疼痛、唾液分泌过多，或是脏器内有异物感。有时会有吞咽疼痛、食物难以下咽，甚至导致呕吐。

这是什么病？

能够堵塞食管的物体种类多到令人难以想象。一般来说，儿童会吞下硬币、电池、铅笔或是小玩具等。而成人则更多误吞了食物类物体，例如鱼刺、骨头、核桃壳等。至于老年人，他们多数是误吞了假牙、齿套等。但最危险的是吞下了锋利物体，尤其是那些企图自杀的人。无论是哪种情况，要知道小于5厘米的物体都可以进入成人的胃内。

该病常见吗？

误吞物体并不是特别常见，但却经常发生在3岁以下的儿童中！

有没有危险性？

没有我们想的那么危险，近80%被误吞的物体会进入消化道，并且这之中的绝大多数都会被自然排泄出来。但有时物体也可嵌顿并导致并发症，例如造成伤害或是引起感染。更严重的情况下被误吞的物体还可使消化道缺血（坏死），甚至是穿孔（详见P80），继而发生消化道出血（详见P206）。还需要小心电池内有可灼烧脏器的化合物存在，而锋利物体还可以造成消化道损伤。

如何治疗该疾病？

影像学检查是常规，而诊断通常需要依靠CT检查。20%的病例中，医生会使用纤维内镜取出物体，仅有不到1%的病例需要进行手术治疗。但如果吞下的是电池，无论如何都需要立即取出。若是物体无法取出，一般会嘱病人多吃膳食纤维以促进排便，并将物体排出。

在等待医生建议期间应该做些什么？

采取坐姿，不要试图催吐，也不要进食任何东西。

如何预防
该病的发生？

- 把小物件都放在孩子可及范围之外，不要冒这个风险。
- 要留心喝醉酒的人不要让他们误吞。
- 有食管疾病的人也需要警惕，因为他们的食道可变狭窄。

🚑 十分严重的疾病

▶ **请立即拨打120急救电话**

🚑 急性窒息

当吞下的物体不是进入食道而是进入气道时，便会发生急性呼吸障碍。窒息的严重程度取决于气道被堵塞的范围：若为部分堵塞，患者还可继续呼吸；若为完全堵塞，则可导致急性窒息并需要进行抢救（详见P254）！

我误吞/误吸了
家庭用品

误吞/误吸了某家庭用品是常见的家庭意外之一，尤其易发于幼童。谨慎起见，发生了此类意外后都请立即联系专业人士：若是有症状出现，则拨打120急救电话，否则请咨询中毒急救中心。尽管有些化学产品会造成严重的损伤，但请放心，绝大多数情况下患者情况都没有那么糟糕。

■ 吞下家庭用品后自查表：

- ❏ 您有呼吸困难或是言语障碍吗？
- ❏ 您有咯血吗？
- ❏ 您有出现抽搐或丧失意识吗？
- ❏ 是否有唾液从您口中流出？
- ❏ 您的声音有改变吗？
- ❏ 嘴唇、口腔内或舌头上是否有明显的灼烧伤？

➤ **即使是最细微的症状也请立即拨打120急救电话。 当出现以上至少一条症状时， 表明已十分危险！**

■ 主要的疾病

🚑 十分严重的疾病

➤ **请立即拨打120急救电话**

🚑 家用产品中毒

　　该病较为少见， 并且有多样的临床表现。 虽说不一定十分严重， 但无论出现何种症状都请拨打急救电话， 因为有些中毒可造成严重的损害。

该病的体征有哪些？

　　家庭用品中毒可有多种多样的表现。 有些损害仅位于口腔及食管： 刺痛、 痒、 口腔或消化道灼烧感。 但有时也可有全身症状： 意识障碍 （不适、 激惹、 昏迷）、 唾液分泌过多、 呕血 （详见P118）。 当吸入水蒸气时还可出现咳嗽、 呼吸困难伴有哮鸣音。 无论是哪种情况， 只要一出现症状， 即使十分轻微， 也请立即拨打120急救电话。 在没有感到有症状时， 也请联系中毒急救中心。

这是什么病？

家庭用品中毒是指由吞入（或吸入）了有毒物质而导致的疾病。据统计，最常见的产品有：含氯产品（19%）、洗涤剂（13%）、消毒剂（12%），用于清洁或疏通管道的氢氧化钠（8%）。

该病常见吗？

幸好，并不是十分常见。2004年—2009年几十万例生活意外事件中，因家庭用品中毒的仅有几千例。但我们需要注意到，儿童是最容易发生家庭用品中毒的（59%），尤其是1岁以下的幼儿（40%）。

有没有危险性？

相对而言较为危险。实际上家用产品中毒可以造成十分严重的损伤：灼烧消化道内壁可导致消化道出血、心动过速（详见P65）、急性肺水肿（详见P242）、意识障碍甚至是昏迷（详见P249），还可以出现抽搐，然而最严重的是可导致心跳骤停（详见P246）。

如何治疗该疾病？

患者会由救护车送至抢救室。医生会使用纤维内镜（前方装有摄像头的管子进入食管内）来建立损伤评估。其余的治疗取决于不同的症状：当肺功能减弱时需要辅助呼吸，当发生心律失常时需要用保护心脏的药物，当出现意识障碍时则需要注意保护大脑。

在等待医疗急救队期间 应该做些什么？

— 千万不要给患者吃东西或是喝东西，以免病情加重。

— 不要催吐，因为若是让有毒的物质再一次返流回食道可能会加重消化道损伤。

— 请妥善保管好致病的家用产品（标签、成分以及浓度），也请记录下意外发生时吞入的产品的量。

如何预防 该病的发生？

— 请把家用产品放在儿童可及范围以外，尽量放在高处，或是锁住低处存放产品的家具。

— 请将清洁产品、园艺用品、修理用品放在它们原本的包装袋里，因为将这些产品不小心倒入装食物的容器内是导致吞入中毒最常见的原因之一。

— 请绝对不要同时使用或相继使用两种产品，例如通马桶的氢氧化钠以及漂白剂。两种产品的混合有时可产生有毒气体。

— 在使用产品前请认真阅读使用说明。有一丝疑问，都请直接拨打产品标签上的售后服务电话。

— 学着去识别危险标志，有许多介绍这些标志的小册子。最好在家庭内部张贴起来，让家庭成员学习并留心，尤其是要让小孩注意。

我怀孕了

我有失水

我头痛

我有出血

我有腹痛

尽管近几年来，

出生率有所下降，

我国仍然是世界上人口最多的国家。

若是把9个月的怀孕过程比作潺潺溪流，

这中间也可能会有 "激流" 的出现。

虽然不一定十分危险，

但请知道有一些情况需要

立即拨打120急救电话。

最好还是谨慎地对待每一个细微症状。

我有失水

与人们所想的不同，分娩前羊水破裂并不是孕妇在孕期唯一失水的时刻。尽管失水的量不多，实际上孕妇自怀孕4个月始常会有失水。所以当孕妇出现失水时请别太惊讶。但还是请保持警惕，当失水伴有临近的宫缩，可能是羊水早破的征兆，预示着有早产的危险。尽管不一定十分严重，但在此情况下还是请立即咨询医生。

■ 孕期失水自查表：

❑ 您是否在预产期前丢失了大量的水分？

❑ 您是否有下腹痛？

❑ 您是否同时有发热？

❑ 您是否能感到有宫缩临近？

➤ **如果您符合以上至少一条情况的话，请仔细阅读以下内容！**

■ 主要症状

严重的症状

▶ **请立即咨询医生或是去看产科急诊**

➤ 在预产期前大量失水

➤ 任何的失水伴随下列至少一条症状：

- 宫缩临近
- 发热
- 腹痛

与孕期失水有关的主要疾病

严重的疾病

▶ 紧急医疗建议

早产风险

常与感染有关，该病是导致孕妇住院的首位病因。但请不要恐慌，对肚子里的宝宝危险极小，因为这常发生在怀孕27周之后。但是为了安全起见，还是请拨打120急救电话至产科急诊就诊。

该病的体征有哪些？

规律且持续的宫缩，有时可感到腹痛，还可伴有发热（出现发热表示病情严重）。羊膜腔内压力增高使羊水流出（我们称之为羊水破了），实际上这会导致大量羊水的丢失。结果：子宫颈开始收缩并打开，为正常分娩做准备。

这是什么病？

羊水早破预示有早产的风险，常发生在怀孕22～36周(从末次月经开始算起)之间，也就是第五个月到第八个月初始。我们认为在这时出生为正常早产，并将32周以前出生的称为"早期早产儿"，28周以前出生的称为"超早期早产儿"。羊水早破常与感染有关，感染会导致胎儿宫内窘迫。但羊水早破也可与孕妇的生殖系统异常有关（例如子宫畸形或是先天子宫颈口过大）。

该病常见吗？

是的，该病较为常见，早产的发生率近10%，也是导致孕妇住院的首位病因。

有没有危险性？

尽管在孕产妇的健康管理方面我们取得了巨大进步，预产期前这一段时间仍是高危阶段，尤其是那些"超早期早产儿"。实际上，胎儿的肺在第8个月才开始成熟，可以自主呼吸。同样的，早产儿的免疫系统尚未发育完全而较为脆弱，同时其大脑发育也未成熟。结果：根据法国全国保健和医学研究所统计：32～34周出生的婴儿存活率为99%；而27～31周的早产儿存活率下降到95%，25周出生更是只有60%的存活率。并且在这最后一种情况里，没有后遗症地存活下来的概率不超过30%。

如何治疗该疾病？

首先需要进行B超检查子宫颈的长度：小于20～30mm意味着极大的早产风险。胎心检测及胎动观察可以探查宫内胎儿的情况。若是胎儿情况良好，最关键的治疗是要推迟分娩，要知道，胎儿在母体内多待一天，其生存率就升高3%。有时经过休息症状可缓解，但风险很高时还是需要住院治疗。为了使宫缩停止还可以静脉使用一些药物，肌内注射激素可以促进胎肺成熟。在任何情况下都需警惕：长时间的卧床会增加得静脉炎（详见P36）或是尿路感染（详见P166）的风险。

在等待医生建议期间
应该做些什么？

最好拨打120急救电话将产妇送至产科急诊：这可以使产妇保持平躺姿势。在等待救护车到达期间，最好使孕妇保持平躺。

如何预防
该病的发生？

最好限制烟酒的摄入，避免搬运重物或是长途出行（坐车也不行）。但是定期孕检仍为最好的预防早产风险的方法，因为孕检时可以迅速检测到可能发生的感染。

我头痛

头痛在怀孕期间常有发生：在怀孕的第1个月，其发病率高达10%。这是正常反应，因为此时体内的激素产生了巨大变化。尽管如此，还是要注意，有时头痛可能掩盖了严重的疾病：子痫前期，常发生在妊娠中期。若是没有及时治疗，该病可危及胎儿及孕妇的生命。

■ 孕期头痛自查表：

❑ 您是否有体重增加及双下肢肿胀？

❑ 您是否感到腹痛？

❑ 您是否有恶心甚至是呕吐？

❑ 您是否有视力障碍？

❑ 您是否有耳鸣？

❑ 您是否有抽搐发作？

➤ **如果您符合以上至少一条情况的话，请仔细阅读以下内容！**

■ 主要症状

⚕ 严重的疾病

▶ 请立即咨询医生或是去看急诊

➤ 妊娠中期出现不寻常的头痛伴有以下至少一个症状：

- 体重增加伴有水肿形成，往往位于双下肢及面部
- 腹部疼痛并感觉像有杆子在挤压腹部
- 视力障碍或是耳鸣
- 恶心或呕吐
- 抽搐发作

与孕期头痛有关的主要疾病

🚑 十分严重的疾病

▶ 请立即拨打120急救电话

🚑 子痫前期

子痫前期常见于妊娠中期，可导致抽搐发作，是一种十分严重的疾病。子痫前期与高血压有关，导致了1/3的早期早产。

该病的体征有哪些？

子痫前期表现为血压渐行性升高（超过140/90mmHg），而其最常见的体征为双下肢及面部水肿。接着，头痛突然出现，有时还可伴有腹痛（感觉像有杆子在挤压腹部）、视觉障碍（对光敏感、眼冒金星）、耳鸣、恶心及呕吐。有抽搐发作是病情加重的表现：此时不再是子痫前期，而是子痫发作。

这是什么病？

发生在妊娠中期，子痫前期以严重的高血压（超过140/90mmHg）为特点，所以我们也称之为妊娠高血压。血压升高伴随肾功能障碍，导致大量蛋白尿的出现。结果：双下肢出现水肿，体重增加。子痫前期的病因尚未明了，但可能与血管形成异常（来自血管壁的异常）有关。注意：该病严重形式的发病率约为10%，此时不再是子痫前期，而是子痫，后者以抽搐发作为表现。

该病常见吗？

相对而言较为常见，子痫前期困扰着5%的孕妇。子痫前期越来越多地在初次妊娠时发病（75%的患者为初次妊娠），并且在多胎妊娠、患有慢性高血压或是有家族史的孕妇中更常见。子痫前期的高危因素至今仍未可知。

有没有危险性？

危险性较高！一旦痊愈，子痫前期不会使母亲留有任何后遗症，并且在第二次怀孕时可能不会再发。但该病是胎儿宫内发育迟缓的主要病因，并且导致了近1/3的早期早产。子痫前期还可导致多种并发症：首先是子痫发作（即抽搐发作，详见P252）、胎盘后血肿，多个脏器损害（肾、肝脏、肺）。更糟糕的是：子痫前期是法国孕妇死亡的第二大病因，仅次于产时大出血。

如何治疗该疾病？

子痫前期需要至医院治疗，并且此后规律随访，尤其是要监测血压，以及胎儿受该病影响的情况。要是子痫前期病情加重（抽搐、神经症状、无法控制的高血压）可进行急诊剖宫产。

在等待医疗急救队期间
应该做些什么？

让孕妇在安静的地方平躺着。但当抽搐发生时，需要将孕妇置于侧躺的安全姿势，以免其被舌头堵住气道而窒息。

如何预防
该病的发生？

由于危险因素尚未可知，所以很难预防该病。

我有出血

　　其实孕期失血的发生率比我们想象的要高，近1/3的孕妇会出现流血，尤其是在怀孕的前3个月。但请您放心，90%的出血因为感染、息肉、试管妊娠流产……意味着并不严重。然而我们还是建议您最好尽早就诊，因为仍有一些出血较为危险，需要急救治疗。

■ 孕期流血自查表：

❏　您出血量大吗？ 是否似月经来潮？

❏　您出血是否发生在怀孕前 3 个月，并伴有下腹疼痛？

❏　您出血是否发生在怀孕前 3 个月，并伴有不适、头晕或是极度乏力？

❏　您流出的血液是否为黑色的凝固血并伴有剧烈的下腹痛？

➤　**如果您符合以上至少一条情况的话，请仔细阅读以下内容！**

■ 主要症状

✖ 不太严重的症状

▶ **请咨询您的家庭医生或是妇产科医生**

➤ 少量出血单独出现，不伴有腹痛

♔ 严重的症状

▶ **请立即咨询医生（妇科/产科）或是去看急诊**

➤ 怀孕初期出现流血，出血量大似月经来潮

🚑 十分严重的症状

▶ **请立即拨打 120 急救电话**

➤ 在怀孕前 3 个月出现流血，并伴有以下之一个症状

- 腹痛

- 不适或头晕

- 苍白

- 流出凝固黑色血，并伴有突发的、程度十分剧烈的下腹疼痛

与孕期出血有关的主要疾病

🩺 严重的疾病

▶ 紧急医疗建议

🩺 自然流产

自然流产十分常见，常由于胚胎异常而导致似月经来潮般的出血。危险性较低，但请立即前往医院就诊，检查胚胎是否已完全排出。

该病的体征有哪些？

像月经来潮般的大量出血，可伴有血凝块，出血可持续数日，直到胚胎排出。自然流产起初可有阴道褐色液体流出，伴有类似子宫收缩般的下腹痛（但并一定总伴有腹痛）。要知道，绝大多数在怀孕初期出现流血都是自然流产。

这是什么病？

自然流产是指机体自发终止妊娠，将胚胎排出，最常发生在怀孕的前10周。自然流产的病因可以是：胚胎畸形、无法成活的发育（绝大多数与染色体异常有关），甚至是子宫异常（十分少见）。有时子宫受感染时会更易发生自然流产。

该病常见吗？

该病较为常见，发病率达15%。但这还是一个被低估的发病率，因为有许多自然流产的发生往往不被察觉到。发病率还与年龄呈强烈的正相关：40岁时的风险是20岁时的2倍！要知道，吸烟及饮酒也会增加自然流产的风险。

有没有危险性？

危险性较低，但还是请保持警惕。极大量的出血可导致急性贫血，威胁孕妇的生命。此外，即使流血停止，还是请尽快就诊，检查胚胎是否已被完全排出？不论在何种情况下，自然流产不会影响将来的怀孕。

如何治疗该疾病？

首先会检测病人是否怀孕，接着必须行超声检查以明确胚胎是否已完全排出。当存在腹痛时也可以使用解痉药。在胚胎有残留时还需要进行清宫术。

在等待医生建议期间应该做些什么？

可服用间苯三酚（斯帕丰）缓解疼痛。

如何预防该病的发生？

－ 限制已知的高危因素：尤其是酒精、烟草及咖啡。
－ 避免在孕早期服用阿司匹林或非甾体类消炎药，因为它们可促进流产的发生。
－ 对于糖尿病患者，需要严格遵循降糖治疗使血糖处于正常范围内。

🚑 十分严重的**疾病**

▶ **请立即拨打120急救电话**

🚑 异位妊娠（宫外孕）

　　常在怀孕初期发生，宫外孕以腹痛、阴道流血及不适为表现（详见P212）。

🚑 胎盘后血肿

　　胎盘后血肿常在怀孕末期发生，除了有阴道流血外，还常会有突发剧烈的下腹痛（详见P213）。

我有腹痛

这听起来很不可思议，但每年因腹痛至急诊就诊的女性中，有将近1/5被发现是怀孕了！虽然大多数情况下没有什么危险性，但并不总是如此幸运，在极少数情况下可能是危险的宫外孕。也就是说，孕期出现的腹痛既可以是良性的，也可以是极为严重的。

■ 孕期腹痛自查表：

- ❏ 您是否有流血？ 即使出血量很少
- ❏ 您是否感到腹部变硬，以及持续有宫缩感？
- ❏ 您是否有恶心？
- ❏ 您是否感到不适？
- ❏ 您是否有呕吐？

➤ **如果您符合以上至少一条情况的话，请仔细阅读以下内容！**

■ 主要症状

✖ 不太严重的症状

▶ 请咨询您的家庭医生或是妇产科医生

- ➤ 下腹部疼痛伴有泌尿道症状（排尿时有灼烧感、尿液呈白色或褐色、瘙痒）
- ➤ 中等程度的下腹痛，不伴有发热及出血
- ➤ 宫缩间隔大于5分钟

🚑 十分严重的症状

▶ 请立即拨打120急救电话

- ➤ 感到有持续宫缩，同时腹部变得十分硬
- ➤ 在怀孕初期（在月经期外）出现的阴道流血（即使十分少量）伴有下腹部疼痛
- ➤ 下腹部剧烈疼痛并伴有以下一个或数个症状：
  - 流出黑色凝固血
  - 恶心
  - 呕吐
  - 不适及苍白

与孕期腹痛有关的主要疾病

🚑 十分严重的疾病

▶ **请立即拨打120急救电话**

🚑 宫外孕

该病虽较为少见，却是需要立即抢救，否则有生命危险的疾病。但请放心，出现极严重后果还是比较罕见的。

该病的体征有哪些？

宫外孕并不容易被发现，有些女性在出现宫外孕症状时甚至都不知道自己怀孕了。一般来说，第一个出现的症状为腹痛，多位于下腹部或是侧腹（左边或右边），可呈隐痛或剧烈疼痛。非月经期的阴道流血也是有警示意义的症状：流出的血液常为黑色（类似墨汁色）、量少（有时也可为大量）、间歇性的。若是体内突然出现活动性出血，患者会表现出苍白、体位改变（尤其是从躺下到站立）头晕、短暂意识丧失——此时情况就更加严重了。

这是什么病？

宫外孕是指在怀孕早期时发生的胚胎植入异常。受精卵本应从卵巢经输卵管（连接子宫与卵巢）游走至子宫内定植，而宫外孕时受精卵却在别处发育成胚胎。胚胎可以位于腹腔内，或是在卵巢上，但最常见于输卵管内（P213图），随着胚胎在输卵管内发育，输卵管变得脆弱继而引发疼痛。更糟糕的是：几周后，胚胎的长大有时可导致供应输卵管的动脉发生破裂。结果：导致大量内出血，若是不及时处理将会有生命危险！所以为了避免大出血的发生，以及保留妇女的生育能力，早期发现宫外孕具有重要意义！

该病常见吗？

幸好宫外孕较为少见，但发病率是20年前的2倍多。总的来说，宫外孕占了所有怀孕的2%，也就是法国每年有超过15000例。以下高危因素可促进宫外孕的发生：孕妇年龄过小、多次人工流产史、吸烟、不孕治疗、性传播疾病、输卵管感染史，当然，还有宫外孕史。

有没有危险性？

宫外孕由于有内出血所以十分危险。若是内出血发生，需要行手术治疗，但手术后可能导致不孕（好在很少见）。更糟糕的是，若是宫外孕没有及时治疗，甚至可以致死。但请放心，近60%发生宫外孕的女性在2年内会再次怀孕。

如何治疗该疾病？

我们通过检测尿HCG来判断是否怀孕、再用B超确诊，接着患者会服用阻碍胚胎发育的药物。若是发生了内出血，医生会给患者进行全麻下的腹腔镜手术（也就是说不开腹）。有时最后可能还需要切除患侧输卵管（我们称之为输卵管切除术）。

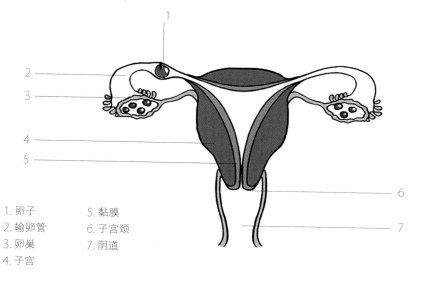

1. 卵子
2. 输卵管
3. 卵巢
4. 子宫
5. 黏膜
6. 子宫颈
7. 阴道

宫外孕

在等待医疗急救队期间
应该做些什么？

- 患者必须保持平躺，在有内出血发生时（不适、苍白）请把双脚抬高。
- 请将怀孕相关病历资料准备好交给急救人员。

如何预防
该病的发生？

我们无法预防宫外孕的发生，在有上述一个或多个高危因素时请格外警惕。

🚑 胎盘后血肿

常与治疗不佳的高血压有关，该病常发生在怀孕末期。请立即拨打120急救电话，因为此时胎儿和母亲都十分危险。

该病的体征有哪些？

腹部突然出现持续的剧烈疼痛，类似刺痛。不像宫缩有周期性，胎盘后血肿引起的疼痛是持续性的，导致全腹紧缩变硬，我们也称之为板状子宫。患者还可出现其他症状：阴道流出黑色凝固血、恶心、呕吐，当有大量内出血时还可引起头晕伴苍白。并且此时胎动也接近消失。

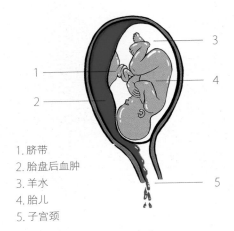

1. 脐带
2. 胎盘后血肿
3. 羊水
4. 胎儿
5. 子宫颈

胎盘后血肿

这是什么病？

胎盘后血肿是指血管破裂后，血液在胎盘与子宫之间积聚。于是胎盘从子宫壁上剥脱下来（上图），切断了母体与胎儿之间的所有营养物质及氧气的交换，迅速导致了胎儿宫内窘迫，若是不及时救治甚至还可导致胎儿死亡。胎盘后血肿可以是在腹部被剧烈击打后发生，但更多见于高血压治疗不佳的孕妇。该病多发生在晚孕期，尤其是最后一个月。

该病常见吗？

幸好该病很少见。胎盘后血肿在孕妇中的发病率近约为1%，最常发生于最后一个月。在曾有多胎妊娠的、一定年龄的孕妇身上该病更容易发生。要知道，烟草、酒精及毒品会增加患此病的风险。

有没有危险性？

该病十分危险，尤其是对胎儿来说，其死亡率高达20%。

如何治疗该疾病？

当有大量出血时，急救队会给病人静脉注射药物。接着患者会被送至产科手术室：一旦诊断明确了，医生会立即行剖宫产将胎儿取出。

在等待医疗急救队期间 **应该做些什么？**

- 当有头晕、苍白时，请使患者躺平，并将双下肢抬高。
- 请将怀孕相关病历资料准备好交给急救人员。

如何预防 **该病的发生？**

- 严格限制高危因素，尤其是烟草及酒精。
- 若为高血压患者，请规律监测动脉血压。

我患有慢性病

我患有哮喘

我患有肝硬化

我患有糖尿病

我患有镰状细胞性贫血

我患有心衰

我们很难确切地知道现在有多少慢性病患者，
但有一件事是肯定的：患有高血压、糖尿病、
心脏疾病、癌症、阿尔茨海默症、肝硬化、
肾功能不全及哮喘的人越来越多。
这些慢性疾病会削弱患者的免疫系统，
使他们的脏器比常人更容易受到外部因素侵袭，
尤其是细菌及病毒感染。
所以我们要在本书中设立章节介绍慢性病：
我们选取了慢性病中会突然进展恶化、
并需要抢救的几种病来介绍。
所以，了解这些危险症状有助于患者得到及时救助。
尽管每一次病情恶化都是慢性病进程中的
一个转折点，但是有一些并发症通过对应的治疗
可以达到极佳的预后。

我患有哮喘

哮喘是一种有遗传易感性、感染及过敏源可促进其发生的疾病，不仅累及成年人，也是儿童中的常见疾病。哮喘是指气道内持续有慢性炎症，继而可导致哮喘急性发作。急性发作多见于夜晚、黎明、用力时，表现为喘息、胸部压迫、咳嗽及哮鸣音。随着病人管理的优化及治疗疗效的显著提高，哮喘重型发作如今较以往少见，病死率也降低了。但还是请保持警惕，因为还可能有并发症的出现。每年都有人死于哮喘。当有不寻常的哮喘发作，或是常规治疗无效时，请立即拨打120急救电话！

■ 哮喘发作自查表：

❑ 您是否有呼吸困难，并在呼气时伴有哮鸣音？

❑ 此次哮喘发作是否比平常更严重？

❑ 经常规用药后症状是否没有改善？

❑ 用药是否需要用超过常规剂量？

➤ **如果您符合以上至少一条情况的话，请仔细阅读以下内容！**

■ 主要症状

🚑 十分严重的症状

▶ 请立即拨打120

➤ 呼吸困难，伴有呼气相哮鸣音

➤ 比平时更严重的哮喘发作

➤ 经常规用药治疗无效的哮喘

➤ 需要加大用药剂量的哮喘发作

与哮喘有关的主要疾病

🚑✚ **十分严重的疾病**

▶ **拨打120急救电话**

🚑✚ 急性重症哮喘

请不要轻视常规治疗无效的、不寻常的哮喘发作。这种情况并不少见，常是急性重症哮喘发作，需要尽快治疗。

该病的体征有哪些？

急性重症哮喘可导致呼吸困难，并产生呼气相哮鸣音，因为此时患者难以将肺内气体排出。患者在站位或坐位、并上身稍前倾时呼吸困难症状可得到改善。除了呼吸困难外，患者还可出现以下症状：大量出汗、言语困难甚至无法说话、焦虑、激惹……在更严重的情况，患者可出现面色发白或变蜡黄、肢端发紫：这是缺氧的表现。此时情况最为危急！

这是什么病？

急性重症哮喘是指由于气管大量受阻导致的严重的、不寻常的哮喘发作。发作前数天，甚至是数周，可出现逐渐恶化的症状及呼吸功能问题。但也可以没有任何预示症状地突然发作，并一下子达到病情顶峰。请保持警惕，因为这往往发生在不认真接受哮喘治疗的患者身上。

该病常见吗？

是的，很常见。每年都有数万人因急性重症哮喘发作而至急诊就诊，其中近1/3的人住院。男性患者的风险比女性患者更高。

有没有危险性？

危险性越来越低。哮喘的致死率近年来逐年下降。据统计，2000—2012年，男性死亡率为以前的1/3，女性则为1/2。但还是请保持警惕，每年仍有人死于哮喘。当有任何问题出现时，不要犹豫直接拨打120急救电话。

如何治疗该疾病？

医疗急救队会在急性重症哮喘患者的家中，对其进行治疗。药物会经带有喷雾器的面罩，经患者的口鼻部被吸入，以扩张支气管。同时医生常常还会给患者静脉注射皮质激素。若是患者症状没有改善，患者会被送至急诊或是抢救室。在那里有时会使用机器辅助患者呼吸，但这种情况很少发生。

在等待医疗急救队期间应该做些什么？

让患者保持在呼吸最通畅的体位，并让他休息。若是身边有吸入性药物，请在等待期间给患者使用。

如何预防
该病的发生？

- 请严格遵循医生开具的治疗。
- 若是您发现需要提高剂量才能避免急性
  发作，或是呼吸时感到不对劲，请立即
  咨询医生。

我患有肝硬化

　　肝硬化病人比我们想象中的要多，作为一种肝脏的慢性炎症性疾病，每年都有患者在此基础上进展成肝癌，或死于肝硬化。实际上，有30%的肝硬化患者处于失代偿期。酒精是致病原因的首位，其次为丙肝病毒，糖尿病及肥胖也会促进该病的进展。在美国，人们开始谈论另一种称为非酒精性脂肪性肝炎（NASH）的疾病，是由肥胖及过量摄入糖分，而非酒精导致的一类肝硬化。

　　不幸的是，肝硬化的自然病程常会导致严重的并发症。首先，肝硬化会导致肝细胞不可逆的坏死，而肝细胞在机体内起到净化血液、代谢有毒物质的关键功能。接着，肝脏逐渐变硬（我们称之为纤维化），致使血液回心更加困难。于是，随着时间的推移，静脉旁路沿着食管出现，最终形成食管静脉曲张。

　　结果：肝硬化不仅导致患者免疫力下降而易发生感染，还可并发其他严重的疾病，尤其是消化道出血及失代偿时腹水的产生。了解这些症状可以使您在情况十分严重时，以最快的速度拨打120急救电话。

■ 肝硬化自查表：

- ❑ 您是否有腹部胀大？
- ❑ 您是否有腹痛，或伴有发烧？
- ❑ 您的皮肤是否有变黄？
- ❑ 您是否有呕血？
- ❑ 您是否有呼吸困难？
- ❑ 您是否有行为改变、意识障碍或是幻觉出现？

➤ **如果您符合以上至少一条情况的话，请仔细阅读以下内容！**

■ 主要症状

🚑 十分严重的症状

➤ **请立即拨打120急救电话**

- ➤ 腹围突然增大
- ➤ 腹痛，尤其是伴有发烧
- ➤ 皮肤发黄
- ➤ 呕血
- ➤ 喘息样呼吸困难
- ➤ 有行为改变、意识障碍或是出现幻觉

与肝硬化有关的主要的疾病

🚑 十分严重的疾病

▶ 请立即拨打120急救电话

🚑 失代偿性水肿-腹水

作为十分严重的疾病，失代偿性水肿-腹水可导致腹痛，并且是明显的肝硬化恶化的表现。这也是肝硬化最常见的并发症，近1/3的病人可发病。

该病的体征有哪些？

失代偿性水肿-腹水可导致腹围的增大，并可产生疼痛。有时也可伴有发热或膈肌受压，甚至是产生呼吸困难。肝功能衰竭是根本原因，因此患者还可出现肤色变黄或是行为障碍——往往为出现幻觉。更糟的是，有时患者还可口吐鲜血，我们称之为呕血（详见P118）。

这是什么病？

失代偿性水肿-腹水是肝硬化病情恶化的表现。随着时间的累积，位于腹部与心脏之间的肝脏逐渐纤维化（也就是说逐渐变硬）。从腹部流向肝脏的血液于是更难通过，导致腹部静脉内的压力增高，这会有两个结果。其一，本来要流向肝脏的血液改道，借道食管静脉而行，最终便会形成食管静脉曲张（详见P120）。其二，血浆内的液体流出血管在腹内积聚，导致腹内突然有大量液体形成，也就是腹水。这就是我们所谓的"失代偿性水肿-腹水"。

该病常见吗？

是的，很不幸，该病较为常见，累及近1/3肝硬化病人。

有没有危险性？

实际上危险性极高，失代偿性水肿-腹水是肝硬化明显恶化的表现。一旦出现该并发症，患者的2年生存率不超过50%，5年生存率不超过20%。

如何治疗该疾病？

患者必须要住院，因为治疗往往十分繁重。为了减少腹腔内积聚的腹水，医生会首先尝试药物联合利尿治疗（增加尿量），以及嘱患者限盐饮食（每天少于5g）。但若是腹水量过大，便需要穿刺治疗。在更严重的情况下，患者需进行分流手术以减轻受阻静脉的压力。发生感染时，抗生素为必须用药。

🚑 消化道出血

肝硬化病人出现呕血，最常见的病因便是食管静脉曲张破裂（详见P120）。请不要浪费一分一秒，以最快的速度拨打120急救电话，这是性命攸关的疾病！

我患有糖尿病

　　随着糖尿病发病率的逐渐攀升，它已成为常见的慢性病之一。每年都有数百万接受糖尿病治疗的患者，尤其是老年患者居多。实际上，75岁以后患糖尿病的概率……近25%！但要知道越来越多年轻人被诊断为糖尿病，在十分年轻时就可发病。在这里提示下不知道该病的人：糖尿病以胰腺功能失调为特点，正常情况下胰腺会释放胰岛素以降低血糖。当胰腺功能失调时，血糖便会异常升高——我们称之为高血糖。

　　糖尿病可根据病因分为两类：

　　若是胰腺自身无法分泌胰岛素，我们称之为I型糖尿病，很少见，仅占所有糖尿病的6%。若是胰腺仍可分泌胰岛素，但胰岛素的量不足则为Ⅱ型糖尿病，是最常见的一种糖尿病（94%）。

　　无论是哪种类型的糖尿病，都请保持警惕，因为该病也可有一定危险性。首先，糖尿病会减弱患者的抗感染能力，故糖尿病患者较常人更容易患上某些疾病；其次，糖尿病是脑血管意外和心梗的高危因素，可促进两者的发生；最后，糖尿病还可有各种并发症（肾功能不全、消瘦、视网膜病变），其中一些可呈突然发病，故需迅速救治。

■ **糖尿病自查表：**

☐ 您是否有体重显著下降?

☐ 您是否感到极度饥饿，并总是口渴?

☐ 您是否有多尿，伴大量饮水后仍无法消减的口渴?

☐ 您是否有过不适、惊厥或是昏迷?

➤ **如果您符合以上至少一条情况的话，请仔细阅读以下内容！**

■ 主要症状

十分严重的症状

▶ 请立即拨打120急救电话

➤ 体重显著下降

➤ 感到极度饥饿，并总是口渴

➤ 多尿伴有严重的口渴

➤ 意识障碍：不适、昏迷或是惊厥

与糖尿病有关的主要疾病

🚑✚ 十分严重的疾病

▶ 请立即拨打120急救电话

🚑 低血糖

低血糖与进食不足有关，也是糖尿病患者最常见的急症之一。请熟悉低血糖的提示性症状，以免其发展成昏迷。

该病的体征有哪些？

低血糖迫近时，患者可感到明显不适：出冷汗、双腿发抖、震颤、极度饥饿、视线模糊、突感乏力……若是此时不迅速摄入糖分，意识障碍便会随之而来，可以是极度激惹伴惊厥，或是相反的逐渐陷入昏迷。此时需要尽快处理，避免昏迷相关后遗症的发生。

这是什么病？

低血糖是指血液内储存的糖分减少，低于0.5g/L的下限。这往往是由于注射过量胰岛素所致（胰岛素可降低血糖），或是由于进食不足——例如患者错过了一餐。于是，以糖分为主要能量物质的神经细胞便会受累。若是低血糖持续过长时间，可导致不可逆性的神经系统后遗症。

该病常见吗？

低血糖是糖尿病患者最常见的急症。在II型糖尿病患者中（占超过90%），严重的低血糖平均2年发作1次，而在I型糖尿病患者中则为每年发作3次。

有没有危险性？

主要是神经系统受累，因为大脑在低血糖状态下无法正常运作。神经元的受累可产生不可逆性的损伤。若是长时间处于意识丧失状态，患者可有典型的昏迷并发症（低体温、肾衰竭或窒息）。虽然如此，但低血糖的致死率还是相对较低的，低于1%。

如何治疗该疾病？

需要尽快拨打120急救电话，医疗急救队在采手指血，测血糖确认患者存在低血糖后，会立即给患者静脉输注高浓度葡萄糖溶液。一般来说患者可很快清醒过来，并不总是需要住院治疗。

在等待医疗急救队期间应该做些什么？

若是患者还有意识，试着给其吃点儿甜食或是喝点儿甜的饮料。但若患者表现出意识障碍时，请不要尝试以上行为，此时请使患者保持侧卧的安全姿势，以免被舌头堵住气道而窒息（详见P250），并盖上毯子保暖。

如何预防
该病的发生？

- 请熟知糖尿病的治疗，并根据餐量及运动量调整每日的治疗。
- 请在口袋中常备些甜食，一有低血糖症状时就可及时补充糖分。最好请随身携带血糖测量仪以实时监测血糖。
- 请注意个人卫生，准时规律进餐避免暴饮暴食（尤其是酒精）。

🚑 糖尿病酮症酸中毒

酮症酸中毒由血中胰岛素突然下降导致的，该并发症较低血糖少见很多。虽然自我监管的优化使死亡率下降，但还是请保持警惕！

该病的体征有哪些？

起初，患者虽然有食量增加、持续口渴而大量饮水，但体重却会快速下降。接着，患者上厕所的次数会增多，我们称之为多尿，并且全身乏力随之而来。消化道症状例如恶心呕吐也可出现，同时可伴有呼吸的改变（吸气与呼气之间出现中断）。若是此时什么措施也不采取，患者情况可发生恶化，出现意识障碍、甚至是昏迷。若是在患者口中闻到烂苹果气味，则表示脱水严重。一般来说这些症状在48～72小时内出现，但也可以是仅数小时，尤其是儿童。

这是什么病？

酮症酸中毒是一种常见且严重的糖尿病并发症，此时患者血液过酸。该病是由于患者体内产生了大量有毒物质（酮体），并且伴随有胰岛素量的下降，其导致血糖的升高，我们称之为高血糖。该并发症常发生在治疗时遗忘了注射胰岛素，或是机体需要胰岛素量增加了但是患者自己没有发现。有时患者因患此病而被诊断出糖尿病，尤其是儿童。此外要知道，手术、感染或是怀孕也可以是诱发酮症酸中毒的因素。

该病常见吗？

随着注射性胰岛素及糖尿病患者教育的普及，酮症酸中毒在糖尿病患者中越来越少见。尽管如此，该病的发生率仍取决于教育程度和自我监管，而这些又与生活水平和医疗获取有关。据统计，每年约有3%的患者发病。

有没有危险性？

该病的致死率越来越低，仅为0.5%。但还是请保持警惕，因为该病可导致昏迷，而长时间的昏迷可导致窒息、低体温以及肾衰竭。

如何治疗该疾病？

医疗急救队一经抵达便可开始治疗，若患者为清醒状态，可进行紧急静脉大量补液，随后再使用胰岛素治疗。若为昏迷患者，会给病人进行气管插管辅助通气，以保护肺以免误吸。一旦到达医院，患者会被送往急救室，得到即使治疗后酮症酸中毒一般会在24小时内好转。

在等待医疗急救队期间
应该做些什么？

若患者失去意识，请使他保持侧卧的安全姿势，以免被舌头堵住气道而窒息（详见P250），还请注意给患者保暖以免低体温。

如何预防
该病的发生？

最好的预防方式是好好监测血糖及遵医嘱用药。当有至少一个前驱症状出现时（体重减轻、反复高血糖、口渴），请尽快就医以免病情向昏迷进展。

🚑 糖尿病高渗性昏迷

这是另一个严重的糖尿病并发症，绝大多数为Ⅱ型糖尿病患者，尤其是老年人。这比酮症酸中毒要少见的多，但却更加严重！

该病的体征有哪些？

该病可在几天内逐渐发展。首先是乏力袭来，并立即影响了思考能力，随后乏力感加重直至患者变得昏沉、甚至是陷入昏迷。在此期间，患者也在逐渐失水，及体重下降（一般会减轻15%的体重）。

这是什么病？

高渗性昏迷是指血糖高于6g/L——是正常血糖的6倍多！高渗性昏迷发生在机体出现脱水、发生感染、心梗（详见P68）、脑血管意外（详见P154）或是胰腺炎（详见P88）等应激事件时。但也可以是医源性的，即指由医生使用药物治疗不当而导致。最常见的时利尿剂的使用，刺激排尿的同时有脱水的风险。该病对不知自己患有糖尿病的患者有提示作用。

该病常见吗？

较酮症酸中毒少见很多，占了导致糖尿病患者昏迷病因的不到10%。主要累及Ⅱ型糖尿病患者，尤其是老年人。当服用利尿剂促进排尿时请格外警惕脱水的风险。

有没有危险性？

该病较为危险，虽然在近20年间该病致死率下降了一半，但仍高达15%。昏迷有时可导致严重的并发症，尤其是与抢救不当造成的感染有关。经气管插管辅助通气的病人患院内感染的风险升高。由于患者往往为老年人，高渗性昏迷的预后较差。

如何治疗该疾病？

患者在急救车内就可进行静脉补液以纠正脱水，随后被送至医院抢救室后再给病人注射胰岛素治疗。

在等待医疗急救队期间
应该做些什么？

- 若患者失去意识，请使其保持侧卧的安全姿势，以免被舌头堵住气道而窒息（详见P250）。还请解开患者衣领的扣子，有领带时也请摘下，以帮助患者呼吸畅通。
- 在等待救护车期间请准备好患者所有的药物处方及病史资料。

如何预防
该病的发生？

- 最好的预防方式是了解该病及其症状，并遵医嘱严格用药。
- 还请保证摄入充足水分，尤其是年老的患者，他们可能感觉不到自己的脱水状态。

我患有镰状细胞性贫血

　　镰状细胞性贫血是全世界最常见的遗传性疾病。该病与红细胞内血红蛋白的异常有关，而后者在人体内起到运输氧气的作用。该病可导致贫血及剧烈的疼痛发作。并且镰状细胞性贫血患者还容易患上其他疾病。首当其冲便是感染，尤其是儿童容易发生反复感染，儿童常见的感染有：肺炎、脑膜炎、败血症或是骨髓炎。

接着，镰状细胞性贫血还是一些严重疾病的危险因素，例如：急性贫血、脑血管意外、心肌梗死、肠系膜栓塞、静脉炎、痛风发作等。最后但却是最重要的，该病还有一些其特有的并发症：贫血加重、再生障碍性危象、血管意外以及肺栓塞；尤其还有：血管阻塞危象、急性胸痛综合症以及阴茎异常勃起。本章只详细介绍后面这3种十分常见且需要急救处理的疾病。

■ 镰状细胞性贫血自查表：

☐ 您是否有骨头或腹部的剧烈疼痛，并且常规治疗无效？

☐ 您是否有持续的阴茎痛性勃起？

☐ 您是否有胸痛伴发烧、喘息或是咳嗽？

➤ **如果您符合以上至少一条情况的话，请仔细阅读以下内容！**

■ 主要症状

严重的症状

▶ 请咨询医生或是去看急诊

➤ 阴茎痛性勃起且异常持久

➤ 骨头或腹部有剧烈疼痛，常规治疗后无缓解

十分严重的症状

▶ 请立即拨打120急救电话

➤ 任何胸部疼痛伴有以下至少一个症状：

- 发热
- 异常喘息
- 持续咳嗽

与镰状细胞性贫血有关的主要疾病

✦ 严重的疾病

▶ 紧急医疗建议

✦ 血管阻塞危象

这是镰状细胞性贫血患者常见的并发症，我们称之为"镰状细胞性贫血发作"。尽管发作时会有剧烈的骨痛，但该病没有特别的危险性。然而仍请尽快就医以缓解疼痛、避免并发症的产生。

该病的体征有哪些？

血管阻塞危象可导致十分剧烈且弥散的疼痛：主要位于骨头（70%的情况下一次发作时可有多处骨头疼痛），但也可以位于腹部。有时患者还可有低热（约38℃）、贫血体征、不适及眼结膜苍白（结膜是指眼睑内面透明的一层膜）。

这是什么病？

常由应激、用力过度、寒冷或脱水引发，血管阻塞危象是指被变形的红细胞拥堵在小血管内，尤其是供应骨头的小血管。结果：氧气的运输被切断，组织缺氧导致疼痛。

该病常见吗？

是的，血管阻塞危象是镰状细胞性贫血患者最常发生的并发症，近60%的患者每年都会发作超过一次，我们称之为"镰状细胞性贫血发作"。这也是导致镰状细胞性贫血患者住院的首位原因。

有没有危险性？

最大的问题便是剧烈的疼痛，但请放心，这并没有特别的危险性。主要的危险在于感染以及急性的贫血。此时患者需要被送入特殊病区治疗。血管阻塞危象也可致死，但这十分少见。

如何治疗该疾病？

血管阻塞危象需要立即治疗。我们会给患者使用镇痛剂（例如吗啡）及静脉补液。还会给患者吸氧，并且在有发热时使用抗生素治疗。患者不一定需要住院治疗，但当病情加重的症状出现时则必须住院（例如发热热度升高）。

在等待医生建议期间应该做些什么？

患者在没有禁忌症的情况下可以服用1000mg扑热息痛以镇痛。还请多喝水，推荐喝Vichy碱性水，因为其可以对抗血液的酸化。

如何预防该病的发生？

– 请避免一切使需氧量增加的活动：运动、去海拔高的地区、受冷。

- 请积极治疗感染，即使是轻微感染。
- 请注意补水并大量喝水（推荐喝Vichy碱性水，因为其可以对抗血液的酸化），但严禁摄入酒精。还请监测体重，体重下降可能是脱水的表现。

♍ 阴茎异常勃起

阴茎异常勃起是指阴茎勃起时间异常持久并伴有疼痛（详见P56），很不幸该病在镰状细胞性贫血患者中很常见。其可累及6%的儿童患者及超过40%的成年患者。

🚑 十分严重的疾病
▶ 请立即拨打120急救电话

🚑 急性胸痛综合症

常在血管阻塞危象之后发生，同为常见的镰状细胞性贫血并发症，其表现为胸痛。是导致患者住院的第二大原因。

该病的体征有哪些？

常在血管阻塞危象（详见P237）之后发生，急性胸痛综合症常表现为胸痛、咳嗽及喘息。若是出现发热，请小心，这是病情加重的表现！

这是什么病？

这是镰状细胞性贫血常见且严重的并发症，急性胸痛综合症是由于供应肺的血管堵塞所致。肺血不足导致机体供血障碍，于是病情加重。肺部感染可以是该病诱因，但其他一切使供氧变差的情况都可以诱发该病，例如：脂肪栓塞，即骨髓内的脂肪堵塞了肺动脉。

该病常见吗？

是的，很常见，近1/4的镰状细胞性贫血患者被累及，这也是导致他们住院的第二大原因，仅次于血管阻塞危象。我们之前提到，该病常在血管阻塞危象之后发生，但也可以是在住院时因其他导致应激的事件而发病（尤其是手术）。

有没有危险性？

危险性极高，致死率达5%，是镰状细胞性贫血患者的首位死亡原因。

如何治疗该疾病？

怀疑有急性胸痛综合症的镰状细胞性贫血患者都会被送至医院抢救室进行辅助通气抢救（吸氧或是呼吸机）。在有感染的情况下还会使用抗生素治疗。

在等待医生建议期间
应该做些什么？

这与血管阻塞危象发生时一样，在没有禁忌症的情况下可以服用1000mg扑热息痛以镇痛。还请多喝水（推荐喝Vichy碱性水）。

如何预防
该病的发生？

与血管阻塞危象的预防措施一样，详见P237。

我患有心衰

　　心衰是十分常见的疾病，但难以估计其发病率，并且每年患者人数都有增加。但有一件事是确定的：该病主要累及老年人，近2/3的患者年龄在75岁以上。由于心脏无法维持血液循环，也就无法供氧，尤其是当需要用力时。但该病也不完全是由于衰老引起的，也可以继发于急性心梗、心律失常或是心脏瓣膜疾病。无论如何，请保持警惕，下肢水肿和喘息越是严重，患者就越有可能发生急性肺水肿，而后者需要抢救。

■ 心衰自查表：

☐ 喘息症状是否较之前更严重？

☐ 稍用力便会出现喘息吗？

☐ 躺下的话喘息会加重吗？

☐ 呼吸困难的同时伴有胸痛吗？

➜ **如果您符合以上至少一条情况的话，请仔细阅读以下内容！**

■ 主要症状

十分严重的症状

▶ **请立即拨打120急救电话**

➜ 呼吸困难伴随以下情况之一：

- 较平常更为严重

- 在稍用力时便出现

- 平躺时加重

- 持续性喘息伴胸痛

与心衰有关的主要疾病

🚑 十分严重的疾病

▶ 请立即拨打120急救电话

🚑 急性肺水肿

心衰患者较常发生急性肺水肿，该病表现为喘息并逐渐变成持续性喘息。可以是由于摄入过多食盐导致，但有时也可以伴随心梗发生！

该病的体征有哪些？

起初表现为咳嗽、下肢水肿，但并非总是如此。随后，可出现逐渐加重、夜晚也不曾停止的喘息，有时也以此作为急性肺水肿发作的标志。患者稍用力、甚至是仅走了几步路后就可出现呼吸困难，症状在平躺时加重、坐位时减轻（下图）。患者还可咳粉红色泡沫痰。注意：若是患者感到胸痛，可能是心梗发作（详见P68）。

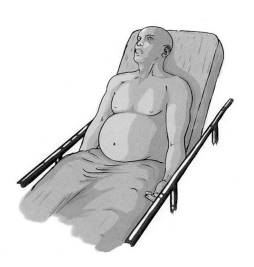

这是什么病？

急性肺水肿是指肺泡内积聚大量液体，与心肌功能异常有关。心衰时心脏无法向血管内泵血，于是血液堆积在心脏内，于是心腔及肺血管内压力增高，这些液体继而可流向肺泡内（P243图）。充满血的肺泡阻碍了红细胞从吸入肺内的气体中获取氧气，从而使机体缺氧。结果：患者出现了呼吸困难。

该病常见吗？

急性肺水肿在人群中并不常见，但对心衰患者来说却是常见病。

有没有危险性？

该病危险性较高，急性肺水肿首次发病时致死率接近4%，发病后6个月的死亡率升高至15%。

如何治疗该疾病？

患者一到达医院，医疗急救队便会给患者使用血管扩张药物扩张血管，联合利尿剂增加尿量以降低血压。在更严重的情况下，可使用呼吸机辅助患者通气，此时会将患者送入心内重症监护室。

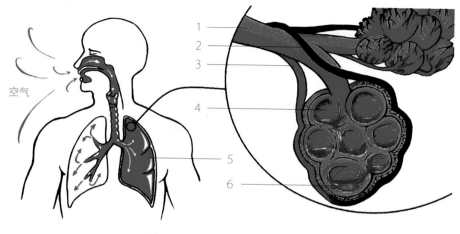

空气

1. 气管
2. 未氧合的血
3. 氧合的血
4. 肺泡
5. 肺
6. 肺泡内的水

急性肺水肿

在等待医疗急救队期间
应该做些什么？

– 使患者保持在其选择的体位，一般情况下为前倾坐位。如果有需要的话可以在其背部放置枕头使他更舒适。

– 请准备好患者所有的病历资料以便医疗急救队快速交接。

如何预防
该病的发生？

– 心衰加重的症状一出现就请立即咨询医生（尤其是异常喘息出现）。

– 请谨遵治疗心衰的医嘱。

– 以及注意医生给出的饮食建议，往往需要限盐饮食。

我见到了危及生命的情况

我**见到**有人心脏骤停

我**见到**有人昏迷

我**见到**有人癫痫发作

我**见到**有人窒息

在本书中我们看到，
那些需要立即拨打120急救电话的
紧急情况其实并不多。 实际上，
还有一些更加需要争分夺秒抢救的情况。
心脏骤停、 窒息、 昏迷、 痉挛发作……
所有这些急症都需要在发病的
最初数分钟内就开始干预，
避免最糟糕的情况发生。
与大家的认知不同，
实施急救的并不一定非得是专业的医疗人员：
有时在等待救援队到达期间，
仅需要做一些简单的动作就足以挽救病人的生命。
所以， 不要犹豫！
在阅读本章时也请您跟着练习，
并请您记住一句话：
在这种情况下，
做得差比什么都不做好。

我见到有人心脏骤停

如果我们只能说一种十分危急需要立即拨打120急救电话的情况，那毫无疑问便是心脏骤停。因为对于该疾病，急救队总是来得太迟。但心脏骤停这种病需要紧急的救援。要知道，每晚1分钟进行抢救，病人的生存率就下降7%～10%！心脏骤停超过5分钟，脑部的损伤便已不可逆。如此情况下，该病在无后遗症的存活率不超过3%～5%也并不意外了。

心脏骤停常由心肌梗死（详见P68）、肺栓塞（详见P67）或是脑血管意外（详见P154）引起，但该病并不一定是致命的。甚至在急救队到达前，迅速对患者进行心脏按压及使用除颤器可以大幅改善预后。实际上80%幸存下来的患者是得益于路人的几个简单救援操作。例如在英国，大众的急救知识普及率较高，心脏骤停的生存率可超过10%，是法国的2～3倍。在法国，近70%的心脏骤停发生在路人面前，但只有不到20%的路人知道如何救援。原因在于，法国仅有3%的人群受过急救培训。所以接下来的几页便是为了让大家学习碰到心脏骤停时应该如何做。还有，学会后需要多加练习，以免生疏。最后还请大家记住：即使所做的手势是不正确的，做得差也强过于什么都不做。

如何识别心脏骤停

仅需几秒便可确定心脏骤停。不要费劲去找脉搏，只要满足以下3种情况即可：

➤ 患者失去意识

➤ 无对答，对刺激无反应

➤ 患者发出啰音伴缓慢、嘈杂、无序的呼吸运动（70%）或是没有呼吸（30%）。无呼吸情况下，患者口中无气息（为了确认可以凑近患者头部仔细观察）、胸腹部无起伏至少10秒

心脏骤停时该怎么做？

1. 保护患者及自己

无论要做什么操作，这绝对是首先需要保证的事，以避免二次伤害，尤其是当在公共道路上发生时。所以首先需要确认现场环境安全，在患者周围放置信号标、三角标志或危险警告灯。若是发生在家里，请注意给房间通风，还请清除一切可能置施救者于危险的物体：电线、不稳定的物体等。

2. 拨打120急救电话

一旦发现有人心脏骤停，要立即拨打120急救电话。如果条件允许的话，最好是找到第二个人去打电话。不要在电话上浪费时间，迅速报告信息："有人心脏骤停了！"此时急救队的医生或是医疗协管助理会给您一些初步急救的建议。

3. 寻找除颤仪

在开始实施救援之前或是刚开始实施救援时，请让现场的另一个人寻找一台除颤仪（AED体外自动除颤仪）。现在越来越多公共场所或是专业的地方配备有该设备，它可以通过放电使心脏恢复活动。和大家想的不同，这并不是什么新奇的东西，使用AED可以使心脏活动紊乱的患者生存率升至60%以上。但需要尽快使用，理想状态应该是在心脏骤停后的3～5分钟内进行第一次除颤。

4. 一旦除颤仪到场，立即使用

该设备的使用方法非常简单：只需要跟着语音提示做就可以了。首先，接通电源。接着将电极片贴在患者身上（一片贴在右胸上方，另一片在左胸下方）。此时除颤仪会自动分析患者心律，若是提示音说停止胸外按压（见后文）并离开患者，请照做，因为下一步除颤仪将释放电击。当除颤仪提示说可以继续按压时再重现开始胸外按压。

5. 尽快开始胸外按压

胸外按压是极其重要的，且需要一直按压到救援人员来为止，即使已经连上了除颤仪。

➤ 首先使患者仰卧在地，若有领带请解开使其颈部无束缚，并确认口腔中无内容物

➤ 请双膝跪在患者一侧，并将两只手放置在患者胸部正中（两乳头连线中点），两手臂伸直

- 动用整个身体的力量通过掌心去按压，保证每次规律按压深度达5～6厘米（下图）、次数约为100次/分，在每两次按压之间胸部应恢复到原始高度
- 持续胸外按压直至救援人员到达，最好有多人接力按压，以免一人疲惫时按压速度减慢

人工呼吸可以由第二个人与胸外按压同步进行，或是单人救援时在按压10～15分钟后再进行。

以仰头抬颏法小心抬起患者头部，捏住鼻子防止漏气（左下图），每次通气时请观察患者的胸部有无起伏。深吸气后将气体通过口注入患者肺部，频率为每30次按压后进行2次人工呼吸。

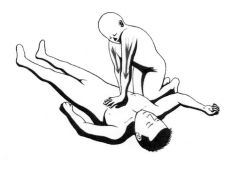

胸外按压

6. 必要时做口对口人工呼吸

口对口人工呼吸并不是必需的（胸外按压更有效），但其有助于帮助患者复苏。

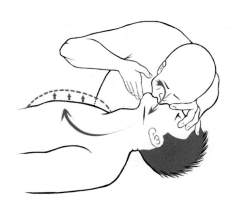

口对口人工呼吸

紧急医疗救援队到达后做什么？

当救护车到达后，就可以转交给专业人员来进行急救。此时患者的通气可由特殊装置（球囊或是呼吸面罩）保障。当然胸外按压是不能停的，通过心律分析我们可以判断是否需要除颤。通常还会使用注射型肾上腺素经静脉复苏患者心脏。若是心脏恢复跳动，患者会被送至医院抢救室继续治疗。

我见到有人昏迷

与意识丧失和晕厥不同，昏迷是指持续性的无意识状态。昏迷可以是突然发作的，也可以是缓慢起病的；可以由创伤引起，也可以由过量饮酒或是吸毒导致。但是，较少人知道昏迷的发生也可与一些疾病相关：例如药物中毒（详见P184）、脑血管意外（详见P154），甚至是更为少见的慢性呼吸性疾病（详见P218）。

如何识别昏迷？

➤ 请先确认患者还有呼吸，倾身在其头上方感受到有气息，并观察到胸部或腹部有起伏，需观察10秒。若是患者没有呼吸，则说明患者为心脏骤停，此时情况更为严重！（详见P246页）

➤ 随后大声问患者几个问题，例如："您叫什么名字？"或"您能睁开眼睛吗？"若是患者有回应，则说明不是昏迷

➤ 没有回应时，请拿起他的手让他握住，若是他照做了，说明不是深昏迷

➤ 若是患者一直毫无反应，请给予他疼痛刺激，最有效的部位之一是掐其上臂上方。若是患者因此醒来或是有皱眉，您可以松一口气了。反之，则说明患者陷入了深昏迷

昏迷的危险有哪些？

　　昏迷是极危险的，不是因为昏迷本身，而是因为昏迷可导致窒息！昏迷时人的吞咽反射（吞咽时会厌会盖住气道而使食物进入食道）会减弱，所以有时患者会因为吸入从胃里返流上来的胃内容物而窒息。同样的，因为肌张力的降低，患者还可被自己的舌头堵住气道而窒息。其实只需几个简单的动作就可以避免这种"荒唐事"。

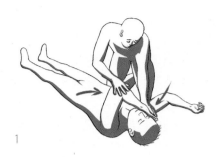

1

见到有人昏迷该怎么做？

➤ 请立即拨打120急救电话
➤ 请帮助患者躺下，并自己双膝跪地在其一侧帮助其摆放侧卧安全位（PLS）

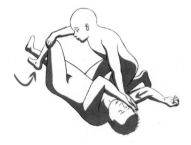

2

如何摆放侧卧安全位？

➤ 使患者下肢并拢，将靠近自己一侧的患者手臂放置成与其身体呈90°，手臂外展，肘触地，手及掌心朝上
➤ 将患者另一只手拿起，并使手背贴在对侧的耳朵上（即靠近自己的一侧），再将自己的手与其掌心相贴（图1）
➤ 一只手保持与患者掌心相贴，另一只手去竖起患者另一侧的腿（即与

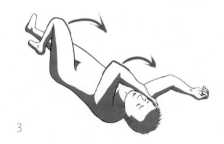

3

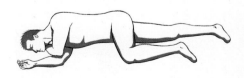

4

侧卧安全位

放在耳朵上的手一侧的那条腿），使
脚踩地（P250图2）

➤ 然后，保持患者的屈膝姿势，缓慢
地将患者朝自己一侧翻转（P250图
3）。翻转过来后可见屈起的腿与您
自己那侧的腿呈90°，小心抽去您
放在患者头部的手，使患者枕在自
己手上。最后帮其张开嘴，侧卧安
全位就摆放完成了（P250图4）

➤ 还请不要忘了给患者盖上衣物以防
其着凉

紧急医疗救援队到达后做什么？

救援队一到会首先判断患者是否为深昏
迷，若是，救护人员会立即给患者进行气
管插管进行辅助通气，这可帮助患者呼吸并
防止其窒息。接着会给患者开放静脉以便输
注药物，随后患者便会被送至医院抢救室。

我见到有人癫痫发作

很不幸，癫痫患者远比我们想象的多，而且其中近一半在20岁以下。癫痫是由于脑神经元异常放电导致肢体异常痉挛发作。虽然对该病的治疗越来越好，但还是请作好某天会遇到癫痫发作患者的准备，因为治疗不能消除所有症状，而且每天还不断有新病例的出现。虽然癫痫发作的场面会十分"吓人"，但请不要惊慌失措，要知道此时您可以救助患者！

如何识别癫痫全身性发作？

每次发作时症状都是一样的：患者突然失去意识，导致其摔倒，随后会因为痉挛而全身震颤。患者此时呼吸暂停，以至皮肤呈青紫色。有时患者还会有排尿，若是患者咬到了自己的舌头，还可口中有鲜血溢出。几分钟后患者的呼吸会恢复，此时呼吸缓慢且响，患者在5～10分钟后恢复意识。癫痫发作一般不会持续很久，但却可以在短时间后再发作。无论是何种情况，患者都不记得自己发生了什么。

见到有人癫痫发作该怎么做？

- ➤ 请立即拨打120急救电话，并记录下发作的时间

- ➤ 当患者失去意识时请尽量扶住，以免患者摔倒受伤，并把周围所有可能在痉挛发作时造成伤害的物体及家具挪开

- ➤ 请绝对不要为了帮助患者呼吸而强行打开他的嘴，也不要把手指伸入其口中，这不仅有使口腔受伤的危险，还会使您自己的手被严重咬伤。也请不要试图抱住或是紧抓住患者遏制其抽搐，这不起任何作用

- ➤ 使患者保持卧倒的姿势，一般是躺在地上。请尽量避免接触患者，并在其头下方放点东西保护其头部，若是患者有眼镜请将其摘下

- ➤ 一旦发作终止，请将其摆放成侧卧安全位（详见P250），在患者醒来时请平心静气地与其对谈以使患者放心，不要试图喂患者吃喝

紧急医疗救援队到达后做什么？

救援队会就地对患者进行治疗。若是发作尚未结束，医护人员会给患者静脉注射药物（一般是苯二氮卓类药物）以终止发作。一旦发作成功终止，救援队会先给患者进行人工通气帮助患者呼吸，随后将其送往医院抢救室。

我见到有人窒息

这虽然令人难以置信但却是真实发生的：每年死于窒息的人中超过2/3为65岁以上的老人，这也是日常生活中仅次于摔倒（每年致9500人死亡）的第二大致死意外事件。更加荒唐的是，因吞入食物而引起的儿童窒息，绝大多数情况是由于误吞入气道所致。实际上若为完全性误吞，呼吸道可被异物堵塞（例如本该经食道进入胃内的一小块肉却进入了气道），此时可立即出现急性窒息，尤其是可伴有心脏骤停（详见P246）。若是什么也不做，患者可最终死亡。为了避免惨剧发生，需要立即采取行动，接下来便会大家介绍一些可以救命的简单动作。

如何鉴别不完全性窒息与完全性窒息？

窒息可分为：

➤ 不完全性窒息：此时患者还有呼吸，可听到他的呼吸音，患者有时还可讲话。这是最好的情况

➤ 完全性窒息：此时患者完全无法呼吸。患者突然焦躁不安，用双手握住颈部，既不能咳嗽也无法说话。您可以询问患者是否窒息，让其以点头示意。若是患者口中无任何声响、无任何呼吸音、皮肤迅速变成灰蓝色，这都是气道被完全堵塞的表现，也就是完全性窒息。此时需要立即采取行动以避免最糟糕的情况发生

不完全性窒息时该怎么做？

➤ 鼓励患者咳嗽，试着将异物咳出

➤ 请绝对不要给患者拍背，以防物体下移，导致呼吸道完全堵塞

➤ 请绝对不要行海姆立克急救法（P255图），这仅限于抢救完全性窒息患者

➤ 拨打120急救电话。在等待救援期间，使患者保持在其呼吸最顺畅的体位（常为胸部略前倾的坐位）

完全性窒息时该怎么做？

➤ 立即拨打120急救电话，为避免患者死亡，请在急救队到来之前便开始抢救

➤ 有以下几个方法可供选择：

• 拍击背部法：这是最简单也是我们最常首选的方法，拍击背部可以人工引起患者咳嗽。请站在患者后方（患者应略向前倾），一只手放在其胸部，另一只手手掌张大，在患者两肩胛骨之间大力拍击5下。若是该方法不起作用，请立即进行海姆立克急救法

• 海姆立克急救法：在拍击法无效时使用，该方法可使膈肌向肺部挤压，使气道内压力增高。请持续挤压直至患者咳出异物

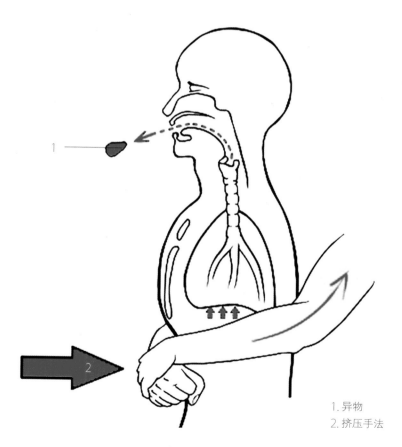

1.异物
2.挤压手法

海姆立克急救法

海姆立克急救法如何实施？

➤ 请站在患者身后，您的胸部紧贴患者背部，将手从患者的双手下方穿过

➤ 一只手握拳放在患者胃部，位于胸骨下方膈肌凹陷处（P255图），另一只手放在握拳的手上。大拇指向内抵在脐孔与胸腔下方的腹部正中连线上

➤ 双手急速用力向里向上挤压

紧急医疗救援队到达后做什么？

医疗急救队配备有专门疏通气管的设备。在使患者入睡后，医护人员将喉镜从口内伸入（也就是一根前方装有镜头及光源、可看到喉咙深部的细管），然后在直视下用特殊的钳子取出嵌顿在气管内的异物。若是取物失败，可在患者气管水平做一小切口（医学术语为：环甲膜切开术），虽然听着很吓人，但是却十分有效！

参考文献

Adnet F., *Urg' de Garde*, Arnette édition, Paris, 2017

Agostinucci J.–M., Bertrand P., *Gestes de secourisme en urgence*, EMC, 2015

Corcos O., Bouhiik Y., *L'ischémie mésentérique aigüe*, Post'U, 2013

Galacteros F., Bartolucci P., Habibi A., *Urgences médicales chez le drépanocytaire*, Urgences 2011, chap. 64, SFMU éditions, Paris, 2011

Habibi A., Bachir D., Godeau B., *Complications aigües de la drépano-cytose*, Rev Prat, 2004

Haenning A., Bournet B., Jean-Pierre O., Buscail L., *Conduite à tenir devant une ingestion de corps étranger*, Hepato Gastro, vol. 18, Toulouse, 2011

Hausfater P., *Le livre de l'interne. Les urgences*, Médecine-Sciences Flammarion, Paris, 2013

Leuppi J.–D., Ott SR., *Exacerbation de BPCO*, EMH éditions médicales Suisse SA, Suisse, 2015

Maître S., Jaafar J., Gastaldi G., Philippe J., *Hypoglycémie chez le patient diabétique*, EMH éditions médicales Suisse SA, Suisse, 2016

Pateron D., Raphael M., Trinh-Duc A., *Méga–guide pratique des urgences*, Elsevier Masson édition, Paris, 2016

Prudhomme C., *Urgences*, Maloine édition, Paris, 2012

SFMU, *Urgences vasculaires*, Lavoisier Médecine édition, Paris, 2015

Toupet M., *Vertiges périphériques en urgence*, Urgences 2012, chap. 41, SFMU éditions, Paris, 2012

Vanelli M., *Prévenir l'acidocétose diabétique par l'éducation et l'information*, Diabetes Voice, vol. 52, 2007

症状索引

疾病索引

图书在版编目（CIP）数据

图解急救知识百科／（法）弗雷德里克·阿德内，（法）桑德里娜·特鲁夫洛著；沈一蕊译. —武汉：华中科技大学出版社，2019.3
ISBN 978-7-5680-4927-6

Ⅰ.①图… Ⅱ.①弗… ②桑… ③沈… Ⅲ.①急救-图解 Ⅳ.①R459.7-64

中国版本图书馆CIP数据核字（2019）第014525号

© Flammarion SA, Paris, 2017
Original title: Y a-t-il urgence?
Illustrations : Najib Laghmari
Design : Claude-Olivier Four
Text translated into Simplified Chinese 2019, Huazhong University of Science and Technology Press Co., Ltd.
This copy in simplified Chinese can be distributed and sold in PR China only, excluding Taiwan, Hong Kong and Macao

简体中文版由 Flammarion SA 授权华中科技大学出版社有限责任公司在中华人民共和国境内（但不含香港、澳门和台湾地区）出版、发行。
湖北省版权局著作权合同登记　图字：17-2019-021 号

图解急救知识百科
Tujie Jijiu Zhishi Baike

[法] 弗雷德里克·阿德内　[法] 桑德里娜·特鲁夫洛　著
沈一蕊　译

出版发行：华中科技大学出版社（中国·武汉）　　　电话：(027) 81321913
　　　　　北京有书至美文化传媒有限公司　　　　　　(010) 67326910-6023
出 版 人：阮海洪

责任编辑：莽　昱　康　晨
责任监印：徐　露　郑红红　　　封面设计：秋　鸿

制　　作：北京博逸文化传播有限公司
印　　刷：广州市番禺艺彩印刷联合有限公司
开　　本：787mm×1092mm　1/16
印　　张：16.5
字　　数：118千字
版　　次：2019年3月第1版第1次印刷
定　　价：79.80元